专科护理技术与临床实践

主编 宋金萍 张静 汪玲 任玉芝 孙小龙

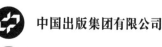
中国出版集团有限公司

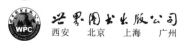
世界图书出版公司

西安 北京 上海 广州

图书在版编目（CIP）数据

专科护理技术与临床实践/宋金萍等主编.—西安：
世界图书出版西安有限公司，2023.11
ISBN 978-7-5232-0973-8

Ⅰ.①专… Ⅱ.①宋… Ⅲ.①护理学 Ⅳ.①R47

中国国家版本馆CIP数据核字（2024）第000875号

书　　名	**专科护理技术与临床实践**	
	ZHUANKE HULI JISHU YU LINCHUANG SHIJIAN	
主　　编	宋金萍　张　静　汪　玲　任玉芝　孙小龙	
责任编辑	马元怡	
装帧设计	济南睿诚文化发展有限公司	
出版发行	**世界图书出版西安有限公司**	
地　　址	西安市雁塔区曲江新区汇新路355号	
邮　　编	710061	
电　　话	029-87214941　029-87233647（市场营销部）	
	029-87234767（总编室）	
经　　销	全国各地新华书店	
印　　刷	山东麦德森文化传媒有限公司	
开　　本	787mm×1092mm　1/16	
印　　张	11.25	
字　　数	221千字	
版次印次	2023年11月第1版　2023年11月第1次印刷	
国际书号	ISBN 978-7-5232-0973-8	
定　　价	128.00元	

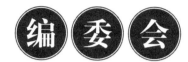

编委会

主 编

宋金萍　张　静　汪　玲　任玉芝
孙小龙

副主编

高　美　王　凤　宁方霞　马素珍
马贵松　刘丽霞

编　委（按姓氏笔画排序）

马贵松（山东省德州市德城区妇幼保健院）

马素珍（山东省公共卫生临床中心）

王　凤（山东省邹平市码头镇卫生院）

王学伟（宁津县人民医院）

王禄敏（宁津县人民医院）

宁方霞（宁阳县磁窑镇南驿卫生院）

任玉芝（梁山县人民医院）

刘丽霞（菏泽市定陶区人民医院）

孙小龙（山东颐养健康集团肥城医院）

汪　玲（山东颐养健康集团肥城医院）

宋金萍（山东省泰安市宁阳县第一人民医院）

张　静（山东省菏泽市巨野县中医医院）

高　美（山东省德州市宁津县计划生育妇幼保健服务中心）

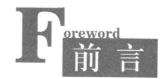

前言

　　在现代化医学建设与发展进程中,不断转变的医学模式、社会模式和飞速发展的医学科学技术带动了护理理念、护理技术的变革,层出不穷的新理论、新技术和新方法在临床实践中被广泛应用,再加上日益多元化的医疗服务需求,都对临床护理工作者的工作提出了更高的要求。为进一步规范护理行为,提高专科护理质量和操作水平,指导临床护理工作者运用专业技术知识,切实对患者实施优质护理,更好地体现人文关怀,我们特组织了一批长期在临床一线工作的资深护理工作者,在参考了大量文献资料的基础上编写了本书。

　　本书以临床科室常见疾病的护理为重点,对这些疾病的护理评估、护理诊断、护理措施及健康指导等相关内容做了详细阐述,还对每种疾病的病因病理、临床表现,辅助检查等做了简要介绍,内容丰富、条理清晰,将理论与临床实践结合,注重科学性和实用性的统一,并尽可能将护理学的新进展、新成果提供给读者。本书对提高护理人员护理服务质量和专业技术水平有一定的积极作用,可供各级医院的护理人员及医学院校护理专业学生阅读使用。

　　现代护理学发展迅速,且本书由多人执笔,加之时间仓促、篇幅有限,虽已经反复校对、多次修改,但难免存在疏漏之处,敬请广大读者批评指正,以期再版修订时进一步完善,更好地为大家服务。

《专科护理技术与临床实践》编委会

2023 年 3 月

C目录

Contents

第一章 临床常见症状护理

第一节 呼 吸 困 难

呼吸困难是指患者呼吸时主观上自觉空气不足或呼吸急促，客观上可看到患者呼吸活动费力、辅助呼吸肌参与呼吸运动，以增加通气量。呼吸频率、深度与节律发生异常，严重时可出现张口、抬肩、鼻翼翕动、发绀甚至端坐呼吸，而引起严重不适的异常呼吸。正常人在安静状态下，因年龄不同，呼吸次数有很大的差异，一般情况下，呼吸频率随年龄的增长而减慢，但当从事运动或情绪波动时，呼吸次数也会有明显的变化。

一、病因与发病机制

(一)病因

呼吸困难的发生与呼吸运动密切相关，调节呼吸运动的机制有：①神经调节，包括各种反射系统和高级中枢神经系统；②呼吸力学，主要为弹性阻力与非弹性阻力；③气体交换，通过气体交换，机体吸入氧，呼出二氧化碳。

一般来说，呼吸运动受很多因素的影响，如年龄、运动、睡眠、精神兴奋、剧痛等均可使呼吸次数减慢或增快。临床上当人体呼吸不能适应机体的需要时，则发生呼吸困难，呼吸困难常见于呼吸、循环、神经、血液系统疾病及中毒患者。

1.呼吸系统疾病

(1)喉部疾病：主要是因为肺外的通气路径即上呼吸道阻塞，如吞入异物、喉头血管性水肿、白喉等。

(2)气管、支气管疾病：支气管哮喘、毛细支气管炎、异物、肿瘤、气管或支气管受压(如甲状腺肿大、主动脉瘤、纵隔肿瘤)。

(3)肺部疾病:肺炎、肺脓肿、肺不张、肺梗死、弥漫性肺结核、肺动脉栓塞等。

(4)胸膜疾病:胸膜炎、胸腔积液、自发性气胸、血胸等。

(5)胸壁改变:多源于胸廓畸形,如漏斗胸、鸡胸、脊柱侧弯或后侧弯、后弯、前弯及脊柱炎等。

(6)呼吸肌病变:呼吸肌麻痹是由于横膈神经受损或格林-巴利综合征造成支配呼吸肌的运动神经元损害。

2.心脏疾病

充血性心力衰竭,心包大量快速积液等。

3.血液变化

重度贫血,失血,一氧化碳中毒,糖尿病,尿毒症等。

4.神经精神性疾病

脊髓灰质炎,格林-巴利综合征所致的肋间肌或膈肌麻痹,脑出血,癔症,重症肌无力等。

5.其他

大量腹水,气腹,腹腔内巨大肿瘤,怀孕后期等。

(二)发病机制

造成呼吸困难的机制大致分为以下几个方面。

1.通气不足

(1)呼吸道阻力增加。

(2)呼吸运动受限,胸肺顺应性降低,顺应性由弹性决定,弹性丧失,则由不顺应变为僵硬。

(3)呼吸肌的神经调节或胸廓功能障碍。

2.弥散功能障碍

肺泡中的氧透过气-血间的一切屏障进入血液并与血红蛋白结合的量下降。肺泡-毛细血管膜面积减少或肺泡-毛细血管膜增厚,均会影响换气功能而导致呼吸困难。

3.肺泡通气与血流比例失调

肺泡通气与血流比值大于或小于 0.8 时,分别造成无效通气与生理性动静脉分流,导致缺氧。

4.吸入的氧气不足

空气中的氧含量较低或组织无法利用氧,如氰化物中毒,不正常的血红蛋白无法携带氧气,虽有足够的氧气到达组织,但是却无法为组织所利用等。

由于以上因素刺激延髓呼吸中枢,增加呼吸肌的工作量,企图增加氧的供给量,从而造成呼吸困难的症状。

二、分类

(1)按其病因可分为呼吸源性、心源性、血源性、中毒性、神经精神性呼吸困难。

(2)按其发病急缓可分为突发性、阵发性和慢性呼吸困难。

(3)按其程度可分为轻度呼吸困难,即指运动时出现呼吸困难;中度呼吸困难,指安静状态下无症状,但稍微运动即造成呼吸困难;重度呼吸困难,指安静状态下也出现明显的呼吸困难。

(4)按呼吸周期可分为吸气性呼吸困难,指吸气时出现显著的呼吸困难,有明显的三凹征,即吸气时胸骨上窝、锁骨上窝、肋间隙出现凹陷;呼气性呼吸困难,指呼气费力,呼气时间延长;混合性呼吸困难,指吸气与呼气均费力。

三、临床表现

(一)呼吸困难会导致呼吸频率、节律及深度的变化

1.潮式呼吸

即陈-施呼吸,指呼吸由浅慢至深快,再由深快至浅慢直至暂停数秒,再开始如上的周期性呼吸。

2.间停呼吸

即毕奥呼吸,指在有规律地呼吸几次后,突然停止呼吸,间隔一个短的时期后,又开始呼吸,如此周而复始。

3.叹息样呼吸及点头呼吸

叹息样呼吸及点头呼吸是临终性呼吸。

4.呼吸频率异常

呼吸频率异常指呼吸过快或过慢。

5.呼吸深度异常

呼吸深度异常指呼吸深大或呼吸微弱而呼吸频率不变,也可为频率、深度均异常。

(二)循环系统反应

呼吸困难刺激心脏使心率加快,心搏出量增加,血压上升。但严重呼吸困难可导致血压、脉率和搏出量下降,而发生心肌缺氧、坏死、心律失常,甚至心搏骤

停。表现为出冷汗、发绀、胸部压迫感、杵状指等。

(三)中枢神经系统反应

呼吸困难可致低氧血症和高碳酸血症,神经细胞对低氧极为敏感。一般说来,轻度低氧血症时,最早出现的功能紊乱表现在智力、视觉方面,短暂或轻微的缺氧后功能可迅速恢复,重而持久的缺氧则导致神经细胞死亡。严重时,可出现脑皮质功能紊乱而发生一系列功能障碍,直接威胁生命。中枢神经系统功能障碍表现为头痛、不安、空白与记忆障碍、计算障碍、精神紊乱、嗜睡、惊厥、昏迷等。

(四)泌尿系统反应

呼吸困难引起轻度缺氧时,尿中可出现蛋白、红细胞、白细胞与管型,严重时可发生急性肾衰竭,出现少尿、氮质血症和代谢性酸中毒,甚至无尿。

(五)消化系统反应

呼吸困难致严重缺氧时,可使胃壁血管收缩,降低胃黏膜的屏障作用,出现消化道出血;另外,二氧化碳潴留可增强胃壁细胞的碳酸酐酶活性,而使胃酸分泌增加。

(六)酸碱度与电解质变化反应

呼吸困难可致呼吸性酸中毒、代谢性酸中毒或呼吸性酸中毒合并代谢性酸中毒、呼吸性碱中毒。

(七)耐力反应

严重的呼吸困难致患者能量消耗增加和缺氧,故感胸闷、气急、耐力下降,而使活动量减少。

(八)心理反应

呼吸困难与心理反应是相互作用、相互影响的关系。呼吸困难的心理反应受个性、人群关系、情绪及既往经验等影响。如极度紧张会导致呼吸困难,激怒、焦虑或挫折等易加剧哮喘者的呼吸困难,惊吓、疼痛等易发生过度换气的呼吸困难。呼吸困难一般可导致表情痛苦、紧张、疲劳、失眠;严重时会有恐惧、惊慌、濒死感;慢性呼吸困难患者自觉预后差,另外,家庭经济不宽裕、家属或人群缺乏同情心也可使患者悲观、失望甚至厌世。呼吸困难的病因是否明确、其性质和发作持续时间也会使患者产生不良的心理反应。

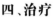

四、治疗

(一)药物治疗

常用药物有肾上腺素,为治疗支气管哮喘药,禁用于高血压及心脏病患者,且注射时要测量患者的脉搏、血压等生命体征;异丙肾上腺素,禁用于伴冠心病、心动过速、甲亢的支气管哮喘者,且用量不宜过大,并应舌下含服;氨茶碱,禁用于伴严重心血管病、肾脏病的呼吸困难患者,静脉注射液的配制一般为氨茶碱 0.25 g＋25％葡萄糖 20 mL,缓慢推注,同时应严密观察患者,静脉注射后 4～6 小时再开始口服治疗。本品不宜与麻黄碱或其他拟肾上腺素药同时注射,否则会增加氨茶碱的毒性作用。

(二)氧疗法

氧疗法指用提高吸入气中氧浓度的方法增加肺泡中的氧分压、提高动脉血氧分压和氧含量、改善或消除低氧血症的治疗方法。氧疗吸入气的氧浓度,低的可只稍高于空气,如 24％～28％,高的可达 100％,即"纯氧",应根据呼吸困难的程度而定。氧疗法一般包括使用鼻导管、面罩、气管插管等给氧方式。在氧疗过程中,会因使用不当而出现如下危险。

1.慢性气道阻塞患者

用氧之初,若氧的浓度太高,则有导致二氧化碳积聚的危险,因为这些病的呼吸运动是由低的血氧分压刺激外周感受器所驱动的,一旦用过高浓度氧,则消除了这种刺激,引起通气减少甚至暂停,反而导致更严重的二氧化碳积聚。

2.氧中毒

长时间使用高浓度氧将发生氧中毒。持续用氧 24 小时,胸骨会产生难受的感觉,用 36 小时则发生血氧分压下降,连续用两天 50％浓度的氧,则可产生氧中毒的反应。

(三)人工机械通气法

人工机械通气是帮助重度呼吸困难者度过危险期的重要手段。使用人工通气,须用气管内插管或气管切开。机械通气类型有间歇正压通气(IPPV)、呼气末正压通气(PEEP)、连续气道正压通气(CPAP)等。

五、护理

(一)护理目标

(1)呼吸困难的程度及伴随症状减轻或消失。

(2)患者舒适感增加。

(3)患者及家属配合治疗的自我管理能力提高。

(二)护理措施

1.减轻呼吸困难

(1)维持患者呼吸道通畅:①对意识清醒、能自行咳嗽、咳痰者,应协助其翻身、叩背,指导其有效咳嗽、排痰的动作;②痰液多且黏稠时,可服祛痰药或行雾化吸入;③对于咳痰无力、痰不易咳出者,应及时给予吸痰;④对于气道部分或完全堵塞、神志不清者,应及时建立人工气道,如行气管切开或气管内插管,进行吸痰。

(2)维持患者的舒适体位:①根据病情,可借助枕头、靠背椅或床旁桌,采取半坐卧或坐位身体前倾的体位,并维持患者舒适;②若无法躺下或坐下,则可采取背靠墙、重心放于双脚、上半身前倾的姿势,使胸廓和横膈放松,以利呼吸;③少数患者也可采取特殊卧位,如自发性气胸者应取健侧卧位,大量胸腔积液患者取患侧卧位,严重堵塞性肺气肿患者应静坐,缓缓吹气。

(3)保证休息:减少活动量,可减少氧及能量的消耗,减轻缺氧,改善心、肺功能。

(4)穿着适当:避免穿紧身衣物和盖厚重被子,以减轻胸部压迫感。

(5)提供舒适环境:保持环境安静,避免噪声,调整室内温、相对湿度,保持空气流通、清新。

(6)稳定情绪:必要时限制探视者,并避免谈及引起患者情绪波动的事件,使患者心情平静。

(7)指导患者采取放松技巧:①吸气动作应缓慢,尽量能保持4~5秒,直至无法再吸气后,再缓慢吐气;②噘嘴呼吸以减慢呼吸速率,增加气道压力,减轻肺塌陷,缓解呼吸异常现象。

2.指导患者日常生活方式

(1)禁烟、酒,以减轻呼吸道黏膜的刺激。

(2)进易消化、不易发酵的食物,控制体重,避免便秘、腹部胀气及肥胖,因为肥胖时代谢增加,氧耗量增加,而使呼吸困难加重。

（3）根据自我呼吸情况，随时调整运动类型及次数。

（4）避免接触可能的变应原，减少呼吸困难的诱因。

（5）保持口腔、鼻腔清洁，预防感染。

3.严密观察病情并记录

（1）观察呼吸频率、节律、形态的改变及伴随症状的严重程度等。

（2）及时分析血气结果，以判断呼吸困难的程度。

（3）记录出入水量，如心源性呼吸困难者，应准确记录出入水量，以了解液体平衡情况；哮喘引起的呼吸困难者，在不加重心脏负担的前提下，应适当进水。

4.提高患者自我管理能力

（1）指导患者掌握各种药物的正确使用方法，尤其是呼吸道喷雾剂的使用，并给予回复示教，以确定患者能正确使用。

（2）指导患者及家属执行胸部物理治疗，如呼吸锻炼、有效咳嗽、背部叩击、体位引流等，使之能早日自行照顾。

（3）向患者解释饮食的重要性，使之了解饮食习惯与呼吸困难的利害关系。

（4）教会患者观察呼吸困难的各种表现，严重时应及时就医。

（5）保持心情愉快，适当休息，避免劳累，减少谈话。

（6）向患者解释氧疗及建立人工气道的重要性，使之能理解与配合。

5.氧疗护理

正确的氧疗可缓解缺氧引起的全身各器官系统生理学改变，提高患者的活动耐力和信心。鼻导管氧气吸入较为普遍，一般流量为 2～4 L/min。

（1）轻度呼吸困难伴轻度发绀，$PaO_2 > 34.58$ kPa（260 mmHg），$PaCO_2 < 6.65$ kPa（50 mmHg），可给低流量鼻导管吸氧。

（2）中度呼吸困难伴明显发绀，PaO_2 为 4.66～6.65 kPa（35～50 mmHg），可给低流量吸氧，必要时也可加大氧流量，氧浓度为 25％～40％。

（3）重度呼吸困难伴明显发绀，$PaO_2 < 3.99$ kPa（30 mmHg），$PaCO_2 > 9.31$ kPa（70 mmHg），可给持续低流量吸氧，氧浓度为 25％～40％，并间断加压给氧或人工呼吸给氧。

6.加强用药管理

用药期间应密切监测呼吸情况、伴随症状及体征，以判断疗效，注意药物不良反应，掌握药物配伍禁忌。

第二节 发 热

发热是人体对于致病因子的一种全身性反应。正常人在体温调节中枢的调控下,机体的产热和散热过程保持相对平衡,当机体在致热源的作用下或体温调节中枢的功能发生障碍时,使产热过程增加,而散热不能相应地随之增加,散热减少,体温升高超过正常范围,称为发热。当腋下温度高于 37 ℃,口腔温度高于37.2 ℃,或直肠温度高于 37.6 ℃,一昼夜间波动在 1 ℃以上时,可认作发热。按发热的高低可分为:低热(37.3～38 ℃)、中等度热(38.1～39 ℃)、高热(39.1～40 ℃)、超高热(40 ℃以上)。

一、常见病因

发热是由于各种原因引起的机体散热减少、产热增多或体温调节中枢功能障碍所致。发热的原因可分为感染性和非感染性两类,其中以感染性最为常见。

(一)感染性发热

各种病原体,如病毒、细菌、支原体、立克次体、螺旋体、真菌、寄生虫等所引起的感染。由于病原体的代谢产物或毒素作用于单核细胞-巨噬细胞系统而释放出致热源,从而导致发热。

(二)非感染性发热

(1)结缔组织与变态反应性疾病,如风湿热、类风湿病、系统性红斑狼疮、结节性多动脉炎、血清病、药物热等。

(2)组织坏死与细胞破坏,如白血病、各种恶性肿瘤、大手术后、大面积烧伤、重度外伤、急性溶血、急性心肌梗死、血管栓塞等。

(3)产热过多或散热减少,如甲状腺功能亢进(产热过多)、重度脱水(散热减少)等。

(4)体温调节中枢功能障碍失常,如中暑、颅脑损伤、颅内肿瘤等。

(5)自主神经(植物神经)功能紊乱,如功能性低热、感染后低热等。

二、热型及临床意义

(一)稽留热

体温恒定地维持在 39～40 ℃的高水平,达数天或数周。24 小时内体温波动范围不超过1 ℃。常见于大叶性肺炎、斑疹伤寒及伤寒高热期。

（二）弛张热

体温常在39 ℃以上,波动幅度大,24 小时内波动范围超过2 ℃,但都在正常水平以上。常见于败血症、风湿热、重症肺结核及化脓性炎症等。

（三）间歇热

体温骤升达高峰后持续数小时,又迅速降至正常水平,无热期（间歇期）可持续1 天至数天。如此高热期与无热期反复交替出现,见于疟疾、急性肾盂肾炎等。

（四）波状热

体温逐渐上升达39 ℃或更高,数天又逐渐下降至正常水平,持续数天后又逐渐升高,如此反复多次。常见于布鲁菌病。

（五）回归热

体温急剧上升至39 ℃或更高,数天后又骤然下降至正常水平。高热期与无热期各持续若干天后规律交替一次。可见于回归热、霍奇金病、周期热等。

（六）不规则热

发热的体温曲线无一定规律,可见于结核病、风湿热、支气管肺炎、渗出性胸膜炎等。

三、护理

（一）护理要点

体温反映机体调节产热和散热的情况。

（1）急性病期以感染性发热为多见,对发热患者应注意热型以及发热前有无寒战,发热时伴随症状,有无持续高热或高热骤退现象。

（2）高热患者应卧床休息,给予易消化、高热量、高维生素流质或半流质饮食,鼓励多饮水,保持环境安静,有寒战时注意保暖。

（3）体温超过39 ℃需进行物理降温,如头部冷敷、冰袋置于大血管部位、冰水或酒精擦浴、4 ℃冷盐水灌肠、吲哚美辛栓塞肛。

（4）按医嘱应用药物（如布洛芬、吲哚美辛、柴胡注射液、清开灵）降温,但年老体弱者不宜连续使用退热剂。

（5）加强口腔护理,发热患者唾液分泌减少,机体抵抗力下降,易引起口腔黏膜损害或口腔感染,因此,应按时做好口腔护理。

(6)退热时患者常大汗淋漓,应及时补充液体,并擦身换衣,防止虚脱和受凉。

(7)如有中枢性高热服用解热剂效果较差时,可给予物理降温,以减少脑细胞耗氧量,包括盖薄被、酒精擦浴、头置冰袋或冰帽,对不宜降温者可行人工冬眠,高热惊厥者应按医嘱给抗惊厥药。

(8)重症结核伴高热者,可按医嘱在有效抗结核药治疗的同时,加用糖皮质激素,并按高热护理处理。

(二)用药及注意事项

(1)一般处理:卧床休息,补充能量,纠正水与电解质平衡。

(2)在发热的病因诊断过程中,若体温低于 39 ℃且诊断尚未明确,可暂不用退热药物,观察体温变化曲线,以明确病因。若体温高于 39 ℃,不管什么情况均需立即降温治疗(物理或药物方法)至 39 ℃以下(尤其是小儿),以防高热惊厥发生。必要时可考虑转上级医院。

(3)对疑诊感染性疾病,经病原学检查后可针对性地给予敏感的抗生素、抗结核药、抗真菌及抗原虫药物等。

(4)物理降温:见"护理要点"。

(5)药物降温:对高热惊厥者,除物理降温外,应配合药物降温。①小儿可使用亚冬眠疗法。②成人可用吲哚美辛、布洛芬、柴胡及复方奎宁等解热剂,亦可用激素类药物如地塞米松 5～10 mg,静脉推注或静脉滴注等。③针灸疗法:针刺合谷、曲池、太冲、大椎等穴,必要时针刺少商、委中穴出血。

第三节 疼 痛

疼痛是临床上一些疾病常见的症状或一种综合征,是患者就医的主要原因之一。据某医院对 550 名普通综合门诊连续就诊的患者统计,有 40%患者主诉是疼痛。除不可测定疼痛的疾病外,美国每年有 8 800 万人患急、慢性疼痛,其中 7 700 万是慢性疼痛,每年用于这方面的花费约 60 亿美元。20 世纪 70 年代以来,对疼痛的理论研究使人们对疼痛产生的机制和疼痛的治疗、护理有了许多新的认识。

一、概述

疼痛是一种复杂的病理生理活动,是人体对有害刺激的一种保护性防御反应。1979 年国际疼痛研究会(international association of studying pain,IASP)对疼痛的定义是:"疼痛是一种令人不快的感觉和情绪上的感受,伴随着现有的或潜在的组织损伤,疼痛经常是主观的,每个人在生命的早期就通过损伤的经历学会了表达疼痛的确切词汇。无疑这是身体局部状态或整体的感觉,而且也总是令人不愉快的一种情绪上的感受。"简而言之,疼痛是由于现有的或潜在的组织损伤而产生的一种令人不快的感觉和情绪上的感受。这种感受是一个广泛涉及社会心理因素的问题,受个性、社会文化、宗教信仰以及个人经历等因素的影响。疼痛感觉和反应因人而异,因时而异。所以每个人对疼痛的表达形式也不同。若严重的持续性疼痛,会使患者身心健康受到极大影响,因此,帮助患者避免疼痛、适应疼痛、解除疼痛,详细观察疼痛的性质和特点,有助医师正确地诊断和治疗,这是护理工作中的一项重要内容。提高疼痛护理的效果,与护士所具备的镇痛的知识、技能以及对患者的态度密切相关。提高护士教育质量、加强职业培训,尤其是使护士掌握控制疼痛的有效方法,是改善疼痛护理的关键。

(一)疼痛的临床分类

临床上可以根据疼痛的病因、发病机制、病程、疼痛的程度及部位等进行不同的分类。疼痛的分类对于诊断、治疗有一定帮助,同时对于总结分析病例及治疗效果有一定参考价值。常用分类方法如下。

1.按病情缓急分类

急性和慢性痛。

2.按疼痛轻重分类

轻度痛(微痛、隐痛、触痛)、中度痛(切割痛、烧灼痛)、重度痛(疝痛、绞痛)、极度痛(剧痛、惨痛)。

3.按时间分类

一过性、间断性、周期性、持续性疼痛等。

4.按机体部位分类

躯体性痛(表面痛)、内脏痛(深部痛)。

5.按疼痛的表现形式分类

原位痛、牵涉痛、反射痛、转移性痛。

临床上可以根据以上不同的因素,作出各种疼痛的分类,但由于疼痛包含许多复杂因素,不是一种分类方式可以概括的。因此,临床上要结合具体患者,根据病因、病情的主要特点进行分类。

(二)常见疼痛的病理生理变化

1.急性疼痛

常有明确的病因,由疾病或损伤所致单独的或多种的急性症状,严重者伴有休克、虚脱、高热等全身症状。患者的精神和情绪常表现为处于兴奋焦虑状态,进行有防御的反应。疼痛程度较重,为锐痛、快痛,一般发病及持续时间较短,临床上见于急性炎症、心肌梗死、脏器穿孔、创伤、手术等。

2.慢性疼痛

病因可以是明确的或不明确的。患者常有复杂的精神、心理变化,常表现为精神抑郁,久病则可能出现厌世、悲观情绪。疼痛程度为轻、中度,发病慢,病程较长,常伴有自主神经功能紊乱,如表现为食欲缺乏,心动过缓,低血压等。临床上见于慢性腰腿痛、神经血管疾病性疼痛、晚期癌痛等。

3.表面疼痛

又称浅表痛,是指体表如皮肤、黏膜等处所感受的疼痛,如穿刺、压迫、捻挫、冷热、酸碱等物理性、化学性刺激所引起的疼痛。性质多为锐痛、快痛,比较局限,有防御反应,严重者可以产生休克等全身症状。

4.深部疼痛

肌腱、韧带、关节、骨膜、内脏、浆膜等部位的疼痛,性质一般为钝痛,不局限,患者只能笼统地申诉疼痛部位,严重者常伴有呕吐、出汗、脉缓、低血压等症状。

5.内脏疼痛

内脏疼痛是深部疼痛的一部分,疼痛刺激多由于无髓纤维传入,痛阈较高。一般由挤压、切割、烧灼等引起,并伴有自主神经症状。由于其传入通路不集中,并涉及几个节段的脊神经,故疼痛定位不精确。内脏疼痛可以产生牵涉性,因为该脏器传入纤维进入脊髓神经后根后,和躯体传入纤维在同节脊髓后角细胞水平发生聚合,从而在远距离脏器的体表皮肤发生牵涉性疼痛。

(三)疼痛对全身各系统的影响

1.精神心理状态

急性剧痛的疼痛可以引起患者精神兴奋、烦躁不安甚至强烈的反应,如大哭大喊。长时间的慢性疼痛使大部分患者呈抑制状态,情绪低落,表情淡漠。

2.神经内分泌系统

急剧强烈的刺激,中枢神经系统表现为兴奋状态,疼痛刺激兴奋了交感神经和肾上腺髓质,使儿茶酚胺和肾上腺素分泌增多;肾上腺素抑制胰岛素分泌,促进胰血糖素分泌,增强糖原分解和异生,导致血糖升高,同时出现负氮平衡;皮质醇、醛固酮、抗利尿激素、甲状腺素和三碘甲状腺原氨酸都增加。

3.循环系统

剧烈疼痛可引起心电图 T 波变化,特别是冠状动脉病变患者。在浅表痛时脉搏增快,深部痛时减慢,变化与疼痛程度有关,强烈的内脏痛甚至可以引起心搏骤停。血压一般与脉搏变化一致,高血压病患者因疼痛而促使血压升高。而剧烈的深部疼痛会引起血压下降,发生休克。

4.呼吸系统

强烈疼痛时呼吸快而浅,尤其是发生胸壁或腹壁痛时表现得更明显,而静息每分钟通气量通常无变化。但是与呼吸系统无关部位的疼痛,患者由于精神紧张、兴奋不安,也可产生过度换气。

5.消化系统

强烈的深部疼痛引起恶心、呕吐,一般多伴有其他自主神经症状,表现为消化功能障碍,消化腺分泌停止或被抑制。

6.泌尿系统

疼痛可引起反射性肾血管收缩及垂体抗利尿激素分泌增加,导致尿量减少。

二、疼痛的护理评估

在某些国家,学者们已经把疼痛的控制作为一门学科来研究。研究人员包括医师、护士及其他辅助治疗人员。疼痛控制是广义的概念,包括一切解除、减轻和预防疼痛的方法及措施。在对疼痛控制的过程中,疼痛的评估是一个重要环节。要选择合适的护理措施,护士不仅要客观地判断疼痛是否存在,还要确定疼痛的强度。因此,评估疼痛的强度,分析采集到的信息及选择合适的护理措施都是护士的责任。

对疼痛的反应和描述,个体差异很大,很难作为疼痛的客观指标。评估疼痛的目的是:①提供疼痛的正式记录;②提供有价值的主观经历的记录;③监测缓解疼痛措施的效果;④监测治疗的不良反应;⑤认识病情进展的体征;⑥促进交流。

(一)影响疼痛表达的因素

1.主观因素

主观因素包括人的性格、精神心理状态等。

(1)个性因素:从生理和心理两方面来考虑患者的疼痛十分重要。通常,内向性格的人对疼痛的耐受性大于外向性性格,主诉较少。

(2)注意力的集中或分散、转移:在日常生活中疼痛可以因为从事注意力集中的工作而忘却,事实表明痛冲动可以由于应用其他刺激而改变或减弱。

(3)对疼痛的态度:Beecher 曾比较了战伤士兵与一般创伤患者对麻醉药的需要量,发现前者虽然创伤范围大,但所需麻醉药量却相对的少,认为这与对待创伤疼痛的不同态度有关。

(4)情绪的影响:Bronzo 用辐射热法研究情绪与痛阈的关系,发现焦虑不安使痛阈降低。

(5)既往经验:对疼痛的感受,除了极少数先天性痛觉缺失患者外,过去的生活经历、疼痛的经验及对疼痛的理解都与疼痛的感受和反应有关。

(6)精神异常与疼痛:精神分裂症、神经官能症、精神抑郁症等患者,常伴有疼痛症状。据某疼痛治疗中心分析,精神抑郁症患者主诉头痛占 40%,腰背痛62.5%,四肢关节痛 56%,胃痛6.3%。有人认为这种没有躯体器质性损伤或病变的心因性疼痛,不是一种感觉体验而是一种复杂的心理状态。

2.客观因素

(1)环境的变化:昼夜不同的时间内疼痛的感受不同,如夜间疼痛常加重。充满噪声或强烈的光线照射可以影响患者疼痛的感受和反应。

(2)社会文化背景:每个人所受的教育程度和文化水平不同,对疼痛的耐受性和反应也不同。生活在一个推崇勇敢和忍耐精神的文化背景之中,往往更善于耐受疼痛。

(3)性别:一般认为男性的耐受性大于女性,女性比男性更易表达疼痛。

(4)年龄:一般老年患者较年轻患者主诉疼痛机会少、程度低,这可能是由于老年患者感觉降低及过去有较多的疼痛经历,因而对疼痛的耐受性增高。

3.护理人员的因素

护理人员的因素包括:①对患者的类比心理往往导致主观偏差,如认为同一种肿瘤患者的疼痛程度应该类似;②凭一般经验将患者的疼痛与某些疾病种类相联系;③缺乏有关疼痛的理论、实践知识;④过分担心药物不良反应和成瘾性,使患者得不到必要的药物治疗;⑤与患者缺乏思想交流,仅依据主诉来判断疼痛的存在与程度。以上这些因素往往使一部分患者的疼痛得不到及时处理。

(二)疼痛的护理评估

正确评估疼痛便于选择治疗方式和评价治疗效果。由于痛觉是主观的精神活动,旁观者无法直接察觉到,所以只能依赖间接方法的综合分析,作动态观察和多方位间接评估。

以往通常用简单的方法测量疼痛的次数和程度,或是简单地问:"你还疼吗?疼痛减轻了吗?"近年来,许多学者从多方面进行研究,试图找到测量疼痛的理想方法。目前常用的方法有以下几种。

1.详细询问病史

(1)初次疼痛的表现:出现时间,整个过程疼痛特征的变化,痛的部位、分布、强度、性质、时间特性,持续性或周期性等。

(2)相差的感觉现象:如感觉异常、感觉障碍及麻木。伴随症状常见肌萎缩、消瘦、乏力、出汗、流泪、鼻塞、头晕、眼花、视力障碍、恶性呕吐、内脏功能障碍等。

(3)激化或触发疼痛的因素:不同体位对疼痛的影响。体力活动、社交活动、情绪、药物等对疼痛的影响。

(4)用药史:包括止痛和其他治疗史。

(5)癌性疼痛:若是癌症患者,应知道癌肿的病理诊断、手术、转移和扩散、化疗和放疗的剂量和疗程、电子计算机断层扫描或磁共振扫描检查结果等。

2.视觉模拟评分测量法(VAS)

由日本学者发明。具体方法:在白纸上画一条粗直线,通常为 10 cm,一端为"0"。表示"无痛",另一端为"10",表示"最剧烈的疼痛"(图 1-1)。患者根据自己所感受的疼痛程度,在直线上某一点作一记号,以表示疼痛的强度及心理上的冲击。从起点至记号处的距离就是疼痛的量。此评分法较多地用于衡量疼痛强度,也可作多方位的疼痛评估。它的优点是简单明白,易行易评,对疼痛强度有量的表达。此法的灵敏度较高,微细的变化均可以表示出来,可让 7 岁以上意识正常的患者自己填写疼痛的等级。

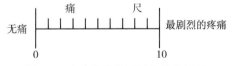

图 1-1　疼痛视觉模拟评分法(VAS)

3.马克盖尔疼痛调查表(MPQ)

这是由疼痛闸门学说的提出者 Melzack 以他所在的大学名称命名的疼痛调查表,他是在 Dallenbach 于 1939 年列出的 44 个形容疼痛性质词的基础上,广泛地从书刊上收集有关疼痛的词汇达102个之多,如轻度、重度疼痛,可怕的疼痛及无法忍受的疼痛等来帮助描述自己的疼痛,使患者更好地表达疼痛。它是目前被英语国家最为广泛应用的评估疼痛的工具。由于它的合理性,已被翻制成法文、德文、芬兰文、意大利文、西班牙文及阿拉伯文等多种版本。

这些疼痛描绘词汇分散在三个大组中:感觉的、情感的和评价的。感觉组又分为 10 个亚小组,分别代表不同性质的疼痛,包括时间性疼痛(如搏动性痛)、空间性疼痛(如穿透样痛)、点样压力、切样压力、收缩压力、牵引压力、热感、钝性、明快性和杂类感觉。情感分为 5 个亚小组,包括紧张、油然自发的情绪、恐惧性、惩罚性、情绪-评估-感觉的杂类。评价不分类,共16 个亚小组,61 个字。由于以上范围内的描述字汇不敷应用,故又补充 4 个亚小组,共 17 个字,供患者选择合适的描绘字(表 1-1,表 1-2)。

此调查表应用时费时 15～20 分钟,随着经验的增加,时间可缩短至 5～10 分钟。MPQ 的结果可靠有效,重复性好,而且可多方面地反映疼痛的情况。

MPQ 虽然是目前较为合理的测痛手段,但由于语言文字结构学上的问题,不能将英语的描绘字简单地直译而全盘照搬过来,在英语国家里,不少人对某些词汇也不是轻易能理解的。其他国家首先收集有关疼痛的词汇,如阿拉伯语的痛词汇为 100 个,意大利文为 203 个,然后在大批群众中进行每个字评级,如德国将 122 人分三批,意大利将 160 人分两批对痛的词汇评级。可见这是非常艰巨的工作。美国的 Memillan 设计了一份短期形式的 MPQ 疼痛估计表(SFM.P.Q),该表简化了 MPQ 调查表的内容,缩短了填写时间。由 15 个描述信息组成,11 个感觉(跳痛、针刺样痛、刀割样痛、刺骨样痛、痉挛性痛、咬痛、烧灼痛、剧烈痛、触痛、痛苦的痛、撕裂样痛);4 个情感(疲劳、厌倦、恐惧、痛苦的折磨)。将每一个信息从 0～3 分为 4 个等级。我们只能采用 MPO 的原理,制作我国自己的中文版 MPQ。

4.上海医科大学华山医院的疼痛评估表

参照 Karnofsky 的 100 等分法和 Keele 的 24 小时记录的方法,设计了疼痛缓解程度评价表。这是疼痛缓解百分制评分法,把患者在治疗前所感受到的最痛的程度假定为 100 分,不管患者的疼痛程度如何。在 100 分以下表示疼痛减轻,超过 100 分表示疼痛加重。记录的次数由患者自己掌握,并不严格要求患者必须每小时记录一次,但必须记录最痛和最轻的时间和程度,以免患者把注意力终日集中在疼痛上。此法的优点是100分法,比较符合中国人的习惯,可以看到动态变化和药物治疗的关系。缺点是不能反映疼痛的程度和性质。这方面只能依靠详细的病史记录来补充。从我国人群的总体文化水平考虑,此方法是切实可行的(表1-3)。

表 1-1 马克盖尔疼痛调查表

```
病人姓名_____ 日期_____ 时间_____ AM/PM
PRI:S_____ A_____ E_____ M_____ PRI(T)_____ PPI_____
     (1~10)   (1~15)  (16)    (17~20)        (1~20)
  1.闪烁性      11.劳  累   短暂      节律性        持续性
    颤抖性         精疲力竭   片刻      周期性        稳定性
    悸动性      12.病  恹   瞬变      间歇性        经常性
    搏打性         气  闷
    鞭打性      13.胆  怯   疼痛在何处?
    猛捶性         惊  骇
  2.奔跳性         吓 坏 了
    电掣性      14.惩 罚 的
    闪射性         虐 待 的
  3.针刺性         残 暴 的
    锥入性         恶 毒 的
    钻通性         宰 杀 的
    戳刺性      15.苦 恼 的
    刀搅性         眩 目 的
  4.锐利性      16.烦 扰 的
    切割性         忧 虑 的
    撕裂性         悲 伤 的
  5.拧捏性         渴 望 的
    挤压性         受不了的
    咬  样      17.播 散 的
    绞  样         放 射 的
    碾  样         穿 入 的
  6.扯  样         刻 骨 的
    拉  样      18.箍 紧 的
    扭  样         麻 木 的
  7.热辣样         拉 割 的
    灼  样         挤 压 的
    烫  样         撕 碎 的
    焙焦样      19.凉   的
  8.麻刺感         冰   的
    痒  感         冰 结 的
    烈  痛      20.烦恼不已
    蜇伤痛         厌   恶
  9.钝  痛         挣  扎
    疮疡痛         遭  透
    伤  痛         折  磨
    酸  痛           P P I
    深重痛      0.无 痛
  10.触 痛      1.轻 微
    绷紧痛      2.不 适
    铧  痛      3.痛 苦
    开裂痛      4.可 怕
                5.极 度

        I=内部           E=外部

  评述
```

1~10 为感觉,11~15 为情感,16 为评估,17~20 为杂类,PRI 为疼痛

分级指数,PPI 为目前疼痛强度

表 1-2 马克盖尔疼痛调查表的总体评级法的举例

感 觉		情 绪		评 估	
1.闪烁性	1	11.劳累*	1	16.烦忧的*	1
颤抖性	2	精疲力竭	2	忧虑的	2

续表

	感　觉		情　绪		评　估	
	悸动性*	3			悲伤的	3
	搏动性	4			渴望的	4
	边打性	5			受不了的	5
	猛锤性	6				
亚小组评级	3/6＝0.50		1/2＝0.50		1/5＝0.20	
	4.锐利性	1	14.惩罚的	1		
	切割性	2	虐待的*	2		
	撕裂性*	3	残暴的	3		
	恶毒的	4				
	宰杀的	5				
亚小组评级			3/3＝1.00		2/5＝0.40	
	7.热辣样*	1				
	灼样	2				
	烫样	3				
	烙焦样	4				
亚小组评级	1/4＝0.25					
亚小组总分	1.75		0.90		0.20	
小组 PRI	$\dfrac{1.75}{10}=0.175$		$\dfrac{0.90}{5}=0.18$		$\dfrac{0.20}{1}=0.20$	
总评级			$\dfrac{0.175+0.18+0.2}{3}=0.185$			

注：＊选中的字；PRI 疼痛分级指数

5.疼痛的监护

疼痛的监护包括心跳、呼吸、局部肌肉紧张度、掌心出汗、血浆皮质醇水平等指标，其他如表情、体位、儿童哭闹等也可间接了解疼痛的程度。

另外，学者们还研制了评估疼痛的仪器，以记录疼痛的感觉和情感的尺度及对生活的影响。尽管方法很多，但至今仍未找到理想的客观评估疼痛的仪器和方法。

护士对疼痛患者管理的重要步骤是对病史的收集，其主要内容如下：①疼痛的部位；②疼痛的程度，让患者自己描述；③疼痛的性质——即疼痛感觉像什么；④疼痛的频率和持续的时间；⑤加重或缓解的有关因素；⑥疼痛对生活的影响；

⑦以前和现在缓解疼痛的方法；⑧当前患者的期望是什么。通过以上诸项调查，可较全面了解疼痛的原因，从而正确评估疼痛的程度，制定控制疼痛的措施。

表 1-3　上海医科大学华山医院麻醉科所设计的疼痛缓解程度评价表

姓名＿＿＿　性别：男、女　年龄＿＿＿　日期＿＿＿年＿＿＿月＿＿＿日　编号＿＿＿

病员同志：

下表是请你对自己的疼痛做一评价，横线表示时间，从早上 6 点到第 2 天早晨 6 点，每格代表 1 小时，纵线表示疼痛程度，以原来疼痛作为 100％，将现在的疼痛与其做比较，如增加则为大于 100％，如减轻 20％，则为80％，依次类推，每小时记录 1 次，并且，请把用药情况记录下来。

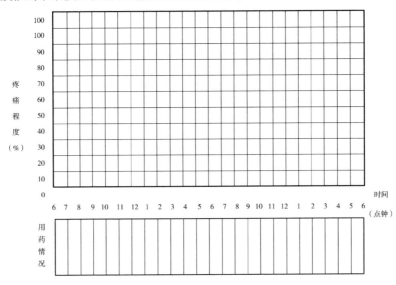

（三）小儿疼痛的评估

对小儿疼痛性质和强度的客观评估是一个难题。婴儿尚未有直接表达疼痛的能力，较大儿童有口述表达的能力，但他们的词汇量是随着年龄增长而积累的。由于背景不同，所用的词汇也不同，所以医护人员一般并不信赖儿童的口述，而依赖小儿行为的表现。

1.行为评估法

对婴儿疼痛的评估，目前只限于急性疼痛，如声音的表达包括尖叫声、哭声的强度、时间、哭周期的数目、频率、音调、曲调等作为疼痛程度的标志。婴儿哭声的 11 个声学特性可被鉴别出来。哭声的长度及发音可用于预测哭的类型，如冷热、饥饿、疼痛。面部表情是婴儿对伤害性刺激的先天性反应，"鉴别面部活动的系统"将面部分为三个区域，即前额及眉头、眼及鼻脊、嘴等；有 9 种面部表情，即眉收紧、鼻唇沟加深、双唇张开、嘴垂直拉开（唇角拉紧、下巴明显下拉）、嘴水平拉大、噘嘴、舌拉紧(舌呈高耸的杯状,舌边紧锐)及下巴抖动。身体部位分为上身、手臂及双腿。疼痛动作如上身的僵硬、回缩、四肢的猛烈移动和护卫。

2.生理学的痛测试

疼痛时呼吸频率及心率增加,手掌出汗被看作焦虑的标志。

3.疼痛评估法

(1)推测式方法:此法特别适合于年龄较小的儿童。①颜色选择法。Stewart 最初让小儿从 7 种颜色中选择一种代表疼痛,红、黑、紫等被选为疼痛的标志,以后采用很多组的不同直径的同心圆,以红色代表疼痛、黑色代表情绪,直径长度代表强度。②Hester 的扑克牌方法。0～4 选择的扑克牌以代表不同程度的疼痛,让小儿选择以表示所受痛苦的程度。

(2)直接自报法:包括口述自报、面谈、视觉模拟评分法及各种间距度量法,如表达情绪的面部变化。①口头描述法。儿童的口述难免带有偏见,或夸张,或缩小,应配合仔细观察。根据口述,了解疼痛性质、强度、部位、高峰期、持续时间等。②面谈。面谈有独特的作用,可以了解很多信息,包括疼痛原因,环境的或内源性的疼痛激化因素,家庭成员或朋友的反应,患儿对治疗的态度和祈求。③Jeans 及 Gorden 的画图法。要求 54 名 3～13 岁的健康儿童画出他们自己想象中和经历中的关于疼痛的图画。画后,和儿童们面谈,了解他们以往的疼痛经历、痛的字汇、痛的言语及应付痛的能力。根据图的内容、所用的颜色、类型、痛的来源(自伤或他伤)及意向(意外的或意料的),将图画编码。患儿画出一人或身体的一部分,选择红色或黑色代表疼痛程度,然后根据编码评分。

三、疼痛的护理措施

控制疼痛的方法很多,归纳起来主要是药物治疗、手术治疗及心理行为的治疗。

(一)疼痛护理的要点

(1)护士首先要有同情心,用亲切和蔼的态度对待患者,表现出对患者痛苦的充分理解。国外曾报道一组癌症患者通过护士及家属的鼓励,96%获得止痛效果,一般的止痛方法可能产生 80%以上的效果。

(2)保持病室环境安静,尽量减少噪声,使患者充分休息。避免对患者的一切恶性刺激。在进行护理工作时,动作要轻柔,避免粗暴操作,减少疼痛刺激。

(二)药物止痛

1.常用的止痛药物

(1)抗胆碱能药:用以解痉止痛,对各种平滑肌痉挛如肠绞痛有明显效果,常用药有颠茄片、颠茄合剂、普鲁苯辛、阿托品等,服后可出现口干舌燥。

(2)解热镇痛药:用以抗风湿性解热镇痛药治疗头痛、风湿性神经痛等,常用药有阿司匹林、水杨酸钠等。

(3)镇痛药:如阿片、吗啡、可卡因、哌替啶等为全身性止痛剂,有镇痛、镇静、解痉作用,多用于严重疼痛患者,但有成瘾性。

(4)非麻醉性镇痛药:这类药物对肌肉、韧带、骨关节的疼痛有效,对内脏疼痛则无效。

(5)麻醉性镇痛药:此类药物对癌症性疼痛最有效,由于会产生耐药性与成瘾性,故倾向于作为最后的治疗手段。但深部的绞痛和胀痛,任何部位剧烈的锐痛,有时必须注射麻醉性镇痛药。针对晚期癌症患者的剧烈疼痛使用麻醉性镇痛药缓解疼痛时,不宜迟延,因为药物成瘾并不重要,最后阶段应尽一切可能让患者感到舒适。

只有依据疼痛的不同原因,选用恰当的止痛药物,采用适当的给药途径,才能获得止痛效果。

2.给药方法

(1)经口给药:口服止痛药是最常见的方法,患者也易接受。如阿司匹林、吲哚美辛等,由于对胃肠道黏膜有一定的损伤,临床应用受到一定限制。近年来文献报道了对慢性癌痛采用布洛芬与美沙酮合用取得了良好效果。

口服吗啡制剂控制癌痛已沿用多年,过去每4小时给药一次较为麻烦。多年来研究者们试图研制长效口服吗啡制剂,以克服上述剂型的缺点。近来应用控制释放硫酸吗啡片剂(morphine sulfate tablet,M.S.T)治疗晚期癌痛取得了较好的临床效果。

关于给药时间,以往习惯于疼痛时给药,近来研究发现,定时给药血清中浓度较稳定,止痛效果较好,同时用药总量还会减少。但不能千篇一律,如病情加重超出定时给药控制疼痛的效力时,则按需要给药更为适宜。也有一些人喜欢疼痛开始时给药。制定治疗方案时,要依据患者的意愿及影响止痛成败的各种因素做出选择。

(2)经胃肠外给药:当大量口服止痛药不能控制疼痛,或有严重的胃肠道反应如恶心、呕吐等不良反应时,需采用胃肠道外给药途径。①连续皮下输入麻醉剂。安全性和效果较好,深受患者欢迎,现已为普遍采用。②静脉给药患者自控止疼(PCA)。用一个计数电子仪控制的注药泵——微泵,由患者或患者家属控制,在患者疼痛时给予一定剂量的止痛药物。可以提供麻醉剂的剂量、增减范围和估计两剂量的间隔最短时间及提供一个稳定的注药间隔周期。优点是能较好地控制疼痛,减少止痛药用量及不良反应,并提供患者独立地管理止痛药的机会,对改善肺功能和减少术后并发症也有帮助。适用于不同的临床病例,包括7岁以上的儿童,已日趋广泛地应用于临床。早年用于手术后止痛,近来,这一技术广泛用于意识正常而没有阿片类药物成瘾的各种癌痛患者,其安全性和止痛效果是可靠的,在使用 PCA 泵时应注意要有完整的医疗记录:医嘱记录、护理计划、疼痛管理计划、护理记录和医疗记录等。此外,所有医护人员都要知道患者正在实施的疼痛管理情况,有的医院是在患者的门上或病历上贴上带有 PCA标志的标签,提示护理人员做好患者的疼痛管理工作。③硬膜外镇痛法(epidural inducing analgesia,EIA)。经硬膜外导管通过人工或可控性微泵持续给小剂量止痛药,方法简便有效,尤其适用于长期疼痛患者。提供持久的止痛效果,降低麻醉镇痛剂用量。呼吸抑制、血压降低及小腿水肿,一般呼吸抑制的危险性存在于中断给药后6～24小时。高龄全身情况差者减量;避免与其他镇痛方法联合使用;注意呼吸类型。据报道,通过静脉、肌肉、吸入等途径的中枢性镇痛与通过硬膜外腔等途径的局部镇痛比较,后者效果更佳,不影响意识,无成瘾。

(三)针刺和刺激镇痛

1.针刺

这是一种值得推广的安全、简便、经济、有效的止痛方法。针刺镇痛是用特制的不锈钢针刺入机体一定的穴位来解除疼痛的一种方法。有时也采用电针刺激。经大量的临床试验和观察研究表明,针刺利用可控制的低振幅频率的电流刺激局部组织,或兴奋深部组织包括肌肉在内的牵张、压力等多种感受器,通过各种传入神经纤维将信息传入中枢神经系统,在中枢神经系统的各级水平阻遏或调制伤害性信号的传递和感受。电针的传入冲动主要进入中枢神经系统,激活内源性阿片肽镇痛系统、非阿片肽镇痛系统和经典递质系统而达到镇痛效果。

2.经皮肤电刺激神经

这是根据痛觉产生的闸门控制学说和电针镇痛而发展起来的一种方法。这种方法常被用于慢性疼痛,刺激电极可放在某些穴位、疼痛部位或邻近关节。其镇痛范围限于同一脊髓节段或同神经支配区。根据刺激脉冲的频率及强度不同,其作用机制也不尽相同,低频低强度刺激可兴奋神经干中粗的神经纤维。在脊髓水平,粗神经纤维的冲动可抑制细神经纤维或中间神经元对痛觉信号的向上传递。如果刺激较强,则可激活脑内源性镇痛系统,通过下行抑制作用抑制痛觉信息在脊髓的传递。

3.表皮刺激止痛法

冷、温湿敷法,可使神经末梢的敏感性降低而减轻疼痛。

涂薄荷脑软膏止痛法止痛的原理尚不清楚。用法:取薄荷脑软膏(如清凉油)涂在疼痛部位附近。对疼痛不易触及的"内在疼"可用以上方法或用按摩七星针敲打刺激对侧皮肤以达到止痛的目的。

4.脑刺激镇痛

在脑内某些核团如中脑水管周围灰质、下丘脑、尾核等埋藏电极,电刺激这些部位可控制癌症患者的顽痛。

(四)常用的疼痛护理措施

1.松弛

这种方法是通过各种放松训练,使患者在精神上和肉体上从应激中释放出来。放松训练包括生物反馈,进行性肌肉松弛、深呼吸等。最简单的松弛性动作,如叹气、打呵欠、腹式呼吸等。

2.想象

想象是现实和幻想在精神上的表现。它不仅包括精神上的画面,而且也包括听觉、触觉、嗅觉、味觉及运动的再现。想象包括会话式的、简单的症状替换、标准想象技术、系统的个体想象技术等。

3.分散注意力

引导患者注意其他事物,"忽视"疼痛感觉,从而提高患者疼痛阈值以减轻疼痛。这种方法能提高对痛的耐受力,但不能去除疼痛,只可短期应用。分散注意力,采用的方法:当患者疼痛很轻时,可讲述患者感兴趣的故事;选放患者喜欢的音乐,播放快速高音调的音乐,嘱患者边听边随节奏打拍并闭目,疼痛减轻时音量放小;缓慢有节奏的呼吸,嘱患者眼睛注意室内前方物体,进行深慢吸气与缓慢呼出,继续慢吸慢呼并数数,闭目想象空气缓慢进肺或意想眼前是海滨和绿色原野。

4.催眠

这是在有意识的状态下,由催眠师所执行的通过强化暗示改变意识状态而使行为改变的一种方法。

催眠状态是一种注意力或精神高度集中的状态,可产生多种效果。许多研究都证实催眠术对抑制疼痛十分有效,但其神经生理学基础尚不清楚。

5.音乐

选择适当的音乐,使患者放松,不仅能改善患者的疼痛,而且对克服焦虑也有效。

6.幽默

有人报道,对某些患者来说,大笑10分钟后,患者的疼痛可缓解2小时。

7.按摩

皮肤和皮下组织施以不同程度的按压,能松弛肌肉,改善循环,以减轻疼痛。

8.气功

剧烈疼痛时可先用镇痛剂,待疼痛缓解后再练功。练功可使镇痛时间延长,防止疼痛再发生。众所周知,应用药物止痛,与病因治疗无关。而气功止痛通过唤起机体的自然治愈能力,有可能达到病因治疗,使机体处于良好的内环境状态,这是气功控制疼痛的优点所在。目前,气功止痛的机制尚不清楚。

9.心理疗法

(1)生物反馈疗法:通过机器让患者本人感觉到自主神经系统反应(血压、脉搏、体温、肌电图),通过附加自发反应条件用意志控制这些功能。自我催眠疗法可减轻疼痛的感觉和苦恼,其内容是同疼痛作斗争,好像疼痛从伤口出来而消失。

(2)图像法:通过交谈制成图像以提供患者控制疼痛的感觉。Doake初次报道了图像法可减少止痛药的使用剂量并减轻疼痛。

四、癌症疼痛的护理

疼痛是癌症患者最主要的症状之一。世界上每天约有350万例以上的癌症患者忍受着疼痛的折磨。一般癌症的疼痛率占53%,晚期癌症则高达91%。根据研究,疼痛发生率最高的是骨癌和口腔癌,为80%～90%;其次是肝癌、泌尿系统癌肿、乳腺癌、肺癌等;发生最低的是白血病,仅占5%。老年患者癌症出现的疼痛在程度上可能稍轻,但疼痛仍是晚期癌症患者护理的一项重要内容。世界卫生组织(WHO)近来公布了治疗癌痛的指导原则,强调用药的三个步骤:首先用非麻醉药,如非甾体抗炎药物(NSAID);然后用弱麻醉镇痛剂如可卡因;最后选用强麻醉镇痛剂与复合止痛药联用,如吗啡制剂等。

(一)癌性疼痛的护理原则

1.变按需给药为按时给药

对癌性疼痛的治疗,传统的做法多以患者超过忍耐力为给药标准,并有意识地尽可能延长给药间隔时间,以减少止痛药用量,这样不仅不能使患者摆脱疼痛的痛苦,还会提高对疼痛的警觉和恐惧,甚至形成索取更多、更强的止痛药愿望,造成对止痛药的"心理性成瘾"。因此,最好根据药物半衰期按时给药,一般在前次服药效果消失1小时前给药为宜。尽可能口服,其次直肠给药,最后才考虑注射。

2.分阶梯复合用药

WHO建议癌性痛治疗选用镇痛剂必须从弱到强按三个阶梯进行。首选第1类非阿片类镇痛剂,代表药是阿司匹林,代替药是氨基比林,对于轻、中度疼痛有效。如果止痛不满意,可选用第2类阿片类镇痛剂,代表药是可待因,代替药是右旋丙氧酚。只有效果仍不满意时才选用第3类强阿片类镇痛剂,代表药是吗啡,代替药有美沙酮、哌替啶等。由于癌性疼痛具有急性和慢性疼痛两种特点,用止痛药可长期安排应付持续性疼痛,并应根据疼痛程度经常变换止痛药,在充分缓解的前提下尽可能减少止痛药用量。实践表明,合理的间隔时间、充足的剂量、科学的搭配药物,应用非麻醉性止痛药可使大多数癌性疼痛缓解。

3.注重心理护理

疼痛患者极为敏感,需要格外关注,不仅需要技术上治疗,也需要情感上的照料。给予疼痛患者心理安慰、鼓励,使其精神上摆脱恐惧感,并教育患者及家属改变对药物不良反应及耐受性的错误认识,使广大的癌症患者从疼痛的痛苦中解脱出来。

(二)麻醉技术控制癌痛

1.神经阻滞

神经阻滞是经皮将局麻药或神经破坏药直接注入神经节、神经干或神经丛及其周围,阻断疼痛传导的一类方法,在晚期癌痛患者中已应用了多年。近年来提倡给早期癌痛患者应用。治疗性神经阻滞常用破坏神经的不可逆的药物,如酚、酒精等。

2.椎管内应用麻醉剂

椎管内应用麻醉剂已有十余年的历史。这项技术是通过导管或泵,连续或间断将药物输入硬膜外或鞘内。这种方法避免了口服给药法和其他方法给药的不良反应,同时还减少了辅助药物的应用。然而,耐药性是影响止痛效果的一个因素。

(三)神经外科技术控制癌痛

神经外科手术已广泛用于治疗癌痛。这些技术近期才应用于临床,手术治疗的目的是在周围神经与中枢神经之间某一点切断传导疼痛的途径。如周围神经切断术、脊髓前侧切断术、脑回切断术等。

第四节 腹 泻

腹泻是指排便次数较平时增加,且粪质稀薄、容量及水分增加,并含有异常成分,如未消化的食物、黏液、脓血及脱落的肠黏膜等。腹泻时常伴有腹痛及里急后重。

正常排便次数因人而异,每天 2～3 次或 2～3 天一次。但每天排出水量不应超过 200 mL,粪便成形,不含有异常成分。病程不足 2 个月者为急性腹泻,超过 2 个月者为慢性腹泻。

一、病因与发病机制

每天进入肠道的水分有两个来源:其一为体外摄入,共约 2 500 mL(包括饮水 1 500 mL 及食物中含水约 1 000 mL);另一来源为消化器官分泌进入肠道的消化液,共约 7 000 mL(包括唾液 1 000 mL、胃液 2 000 mL、胆汁 1 000 mL、胰液 2 000 mL、小肠液 1 000 mL、大肠液 60 mL),二者合计约 9 000 mL。其中绝大部分被重吸收,空肠每天吸收水分约 4 500 mL,回肠吸收约 3 500 mL,结肠吸收约 900 mL。因此,每天从粪便排出的水分为 100～200 mL。当某些原因造成肠道分泌增加、吸收障碍或肠蠕动过快时,即可造成腹泻。但腹泻的发生常不是单一因素所致,有些腹泻是通过几种机制共同作用而产生的,根据发病机制可分为以下几种。

(一)感染性腹泻

造成的机制有两种。①毒素,主要由于细菌毒素与肠黏膜上皮细胞的受体结合,使腺苷环化酶活力增强,细胞内 cAMP 增加,使肠黏膜细胞分泌的电解质和水增加。②由于细菌直接侵犯造成肠黏膜的破坏,使肠黏膜无法吸收而造成腹泻,如霍乱、沙门氏菌属感染及葡萄球菌毒素中毒。

(二)渗透性腹泻

由于水溶性物质吸收障碍,使肠腔内渗透压增加,影响水的吸收,肠内容积增大,肠管扩张,肠蠕动加速,从而发生腹泻。引起渗透性腹泻的原因如下。

1.消化不良

消化不良可因胃、胰腺、肝胆系统疾病引起。

(1)胃原性腹泻:如胃大部分切除、空肠吻合术后,食物到达胃内未经充分消化即进入空肠,肠蠕动加快,引起腹泻。其次还可见于萎缩性胃炎等。

(2)胰原性腹泻:见于慢性胰腺炎、胰腺癌等,由于胰腺分泌胰酶减少,食物中蛋白质、脂肪及淀粉的消化发生障碍,未经消化的营养物质不能被吸收而产生腹泻。

(3)肝、胆原性腹泻:常见于肝脏疾病、胆管梗阻等。因胆汁中含有胆盐和胆汁酸,对脂肪的消化和吸收具有重要作用。肝脏疾病时胆盐产生减少,胆管梗阻时胆汁不能进入肠道,皆可导致肠道胆盐缺乏,使脂肪的消化和吸收不良而发生腹泻。

2.吸收不良

吸收不良见于吸收不良综合征,是由于肠道吸收功能障碍所致,口服不易吸收的药物,如硫酸镁、甘露醇、山梨醇等引起的腹泻亦为渗透性腹泻。

(三)分泌性腹泻

此类腹泻乃因肠黏膜不但无法吸收水及电解质,反而不断地分泌水及电解质进入肠道内,这种腹泻即使在没有吃东西时也会发生。例如,心力衰竭、肝硬化门静脉高压等,由于肠道静脉压升高,细胞外液容量增大,影响水分吸收也增加水的分泌,因而造成腹泻。另外还有内分泌因素,如类癌瘤释放出的血清素以及组胺、儿茶酚胺、前列腺素等物质,亦可造成肠局部血管扩张及肠黏膜的分泌作用。其他胃肠道肿瘤如佐-埃综合征(分泌胃泌素的肿瘤)等也会有此类腹泻。另肠道切除后,尤其是末端回肠切除100 cm以上时,会造成原本应在该处吸收的盐类进入大肠,刺激大肠的分泌作用而造成腹泻。

(四)肠运动速度改变造成的腹泻

此类腹泻最常见的是肠敏感综合征,这是因为食物由口至形成粪便需要一定的时间,假使肠道运动速度太快,则水分还未在大肠吸收足够便由肛门排出而形成腹泻。最需注意的是某些时候有肿瘤或粪便堵住直肠时,如未完全堵塞反而会出现腹泻的症状,主要是因为只有水分可由堵住处通过而排出体外。此时给予止泻药物是其禁忌。

(五)假造的腹泻

假造的腹泻指本来无病,却为了逃学、休假等而吃泻药或是在正常大便中加水混合,以达到其特殊目的。

二、临床表现

腹泻可造成脱水、电解质不平衡,如低血钾、低血钠等。低血钾可造成肌肉无力、心律不齐,甚至可因心律失常而死亡。长期腹泻可造成营养不良,血中清蛋白降低,使血中渗透压不足而造成全身性水肿,肛门局部出现溃烂、疼痛。患者感觉食欲缺乏、腹鸣、呃逆、腹痛,可合并发热(感染或脱水热)、失眠、头晕、全身倦怠。腹泻可产生低渗性脱水,即细胞外渗透压低于细胞内,引起细胞外液的水分移向细胞内,严重时导致脑细胞水肿,产生颅高压,表现为头痛、视力模糊、神志不清,甚至抽搐、惊厥、昏迷。

三、护理

(一)护理目标

(1)腹泻所带来的症状减轻或消除。

(2)患者的排便次数及大便性状恢复正常。

(3)维持水电解质平衡和良好的营养。

(4)药物治疗次数及剂量减少或停止使用。

(5)患者能说出日常生活中导致腹泻的原因、诱因及预防方法。

(6)患者能够描述腹泻时的自我照顾方法,如饮食、饮水、药物等。

(二)护理措施

1.休息

创造舒适安静的环境,避免紧张性刺激,保持身体用物及床单位的整洁、舒适,频繁腹泻、全身症状明显者应卧床休息,腹部应予保暖,以使肠蠕动减少。腹泻症状减轻后可适当运动。

2.病情观察与标本采集

严密观察生命体征变化,注意皮肤弹性、排便情况如大便次数、间隔时间、量、气味、性状等,及伴随症状如发热、恶心、呕吐、腹痛、腹胀等情况,以提供病情依据。及时采集各项检验标本如大便标本作常规、潜血及培养,采集标本时应注意不要放过那些有追踪病原菌价值的脓血便、红白冻状便等,并注意及时送检。

3.补液治疗

遵医嘱给予补液治疗和药物治疗,并观察排便情况,评估药物治疗效果。

4.肛门周围皮肤的护理

频繁的排便易造成肛门周围的皮肤擦伤而引起感染,应指导患者及家属便后用软纸轻拭并用温水清洗。有脱肛者可用手隔以消毒纱布轻揉局部,以助肠管还纳。每天用 1/5 000PP 粉水坐浴,肛周局部涂以无菌凡士林或其他无菌油膏,保持清洁,保护局部皮肤。

5.饮食护理

(1)严重腹泻者应禁食,以后按医嘱作渐进式饮食治疗(禁食→流质饮食→半流质饮食→普通饮食)。

(2)轻症者宜摄取高蛋白、高热量、低脂、少纤维素、易消化的流质、半流质饮食,如能适应可逐渐增加食量,对食欲差者应鼓励进食。

(3)避免过冷、过热以及易产气的食物。

6.心理护理

避免精神紧张、烦躁,耐心细致地给患者讲述疾病的发展、治疗及转归过程,以减轻患者的思想负担,对假造腹泻者予以疏导并矫正其行为。

7.穴位按压

取内关、公孙做穴位按压 30～50 次(2～3 分钟),通常可协助改善症状。内关位于前臂掌侧桡尺骨之间腕关节以上 2 寸,公孙位于第一跖骨基底部前下缘处。

8.健康教育

告诉患者饮食、饮水不洁、机体抵抗力低下等都是导致腹泻的原因和诱因。指导患者及家属注意饮食卫生,如食物要洗净、煮熟;在夏秋季节,煮熟的食物不宜放置过久,食用前要再加热,生、熟食分开加工。便后及进食前要洗手等。同时,要注意吃易消化、少渣、少纤维素、低油脂的饮食,如稀饭、牛奶、豆浆、豆腐等,多饮水。腹泻时暂不吃冷食、冷饮、水果。禁食酒类、油炸食物及刺激性调料等。

指导患者遵医嘱按时、按量用药,疗程足够,治疗彻底,并说明中断治疗的危害,治疗不彻底或转变成慢性腹泻,会影响今后的工作、学习和生活。只有当患者具备了有关知识才能提高患者的自我护理能力,有利于腹泻的治愈。

第二章　心血管内科护理

第一节　原发性高血压

原发性高血压的病因复杂，不是单个因素引起，与遗传有密切关系，是环境因素与遗传相互作用的结果。要诊断高血压，必须根据患者与血压对照规定的高血压标准，在未服降压药的情况下，测两次或两次以上非同日多次重复的血压所得的平均值为依据，偶然测得一次血压增高不能诊断为高血压，必须重复和进一步观察。测得高血压时。要做相应的检查以排除继发性高血压，若患者是继发性高血压，未明确病因即当成原发性高血压而长期给予降压治疗，不但疗效差，而且原发性疾病严重发作常可危及生命。

一、一般表现

原发性高血压通常起病缓慢，早期常无症状，可以多年自觉良好而偶于体格检查时发现血压升高，少数患者则在发生心、脑、肾等并发症后才被发现。高血压患者可有头痛、眩晕、气急、疲劳、心悸、耳鸣等症状，但并不一定与血压水平呈正比。往往是在患者得知患有高血压后才注意到。

高血压病初期只是在精神紧张、情绪波动后血压暂时升高，随后可恢复正常，以后血压升高逐渐趋于明显而持久，但一天之内白昼与夜间血压水平仍可有明显的差异。

高血压病后期的临床表现常与心、脑、肾功能不全或器官并发症有关。

二、实验室检查

（1）为了原发性高血压的诊断、了解靶器官（主要指心、脑、肾、血管）的功能状态并指导正确选择药物治疗，必须进行下列实验室检查：血、尿常规、肾功能、血尿酸、脂质、糖、电解质、心电图、胸部 X 线和眼底检查。早期患者上述检查可无特殊异常，后期高血压患者可出现尿蛋白增多及尿常规异常，肾功能减退，胸部 X 线可见主动脉弓迂曲延长、左室增大，心电图可见左心室肥大劳损。部分患者可伴有血清总胆固醇、甘油三酯、低密度脂蛋白胆固醇的增高和高密度脂蛋白胆固醇的降低，亦常有血糖或尿酸水平增高。目前认为，上述生化异常可能与原发性高血压的发病机制有一定的内在联系。

（2）眼底检查有助于对高血压严重程度的了解，眼底分级法标准如下：Ⅰ级，视网膜动脉变细、反光增强；Ⅱ级，视网膜动脉狭窄、动静脉交叉压迫；Ⅲ级，上述血管病变基础上有眼底出血、棉絮状渗出；Ⅳ级，上述基础上出现视神经盘水肿。大多数患者仅为Ⅰ、Ⅱ级变化。

（3）动态血压监测（ABPM）与通常血压测量不同，动态血压监测是由仪器自动定时测量血压，可每隔 15～30 分钟自动测压（时间间隔可调节），连续 24 小时或更长。可测定白昼与夜间各时间段血压的平均值和离散度，能较敏感、客观地反映实际血压水平。

正常人血压呈明显的昼夜波动，动态血压曲线呈双峰一谷，即夜间血压最低，清晨起床活动后血压迅速升高，在上午 6～10 时及下午 4～8 时各有一高峰，继之缓慢下降。中、轻度高血压患者血压昼夜波动曲线与正常类似，但血压水平较高。早晨血压升高可伴有血儿茶酚胺浓度升高，血小板聚集增加及纤溶活性增高会变化，可能与早晨较多发生心脑血管急性事件有关。

血压变异性和血压昼夜节律与靶器官损害及预后有较密切的关系，即伴明显靶器官损害或严重高血压患者其血压的昼夜节律可消失。

目前尚无统一的动态血压正常值，但可参照采用以下正常上限标准：24 小时平均血压值＜17.3/10.7 kPa，白昼均值＜18/11.3 kPa，夜间＜16.7/10 kPa。夜间血压均值比白昼降低＞10%，如降低不及 10%，可认为血压昼夜节律消失。

动态血压监测可用于：诊断"白大衣性高血压"，即在诊所内血压升高，而诊所外血压正常；判断高血压的严重程度，了解其血压变异性和血压昼夜节律；指导降压治疗和评价降压药物疗效；诊断发作性高血压或低血压。

三、原发性高血压危险度的分层

原发性高血压的严重程度并不单纯与血压升高的水平有关，必须结合患者总的心血管疾病危险因素及合并的靶器官损害做全面的评价，治疗目标及预后判断也必须以此为基础。心血管疾病危险因素包括吸烟、高脂血症、糖尿病、年龄＞60岁、男性或绝经后女性、心血管疾病家族史(发病年龄女性＜65岁,男性＜55岁)。靶器官损害及合并的临床疾病包括心脏疾病(左心室肥大、心绞痛、心肌梗死、既往曾接受冠状动脉旁路手术、心力衰竭),脑血管疾病(脑卒中或短暂性脑缺血发作),肾脏疾病(蛋白尿或血肌酐升高),周围动脉疾病,高血压视网膜病变(大于等于Ⅲ级)。危险度的分层是把血压水平及危险因素及合并的器官受损情况相结合分为低、中、高和极高危险组。治疗时不仅要考虑降压,还要考虑危险因素及靶器官损害的预防及逆转。

(1)低度危险组:高血压1级,不伴有上列危险因素,治疗以改善生活方式为主,如6个月后无效,再给药物治疗。

(2)中度危险组:高血压1级伴12个危险因素或高血压2级不伴有或伴有不超过2个危险因素者。治疗除改善生活方式外,给予药物治疗。

(3)高度危险组:高血压1~2级伴至少3个危险因素者,必须药物治疗。

(4)极高危险组:高血压3级或高血压1~2级伴靶器官损害及相关的临床疾病者(包括糖尿病),必须尽快给予强化治疗。

四、临床类型

原发性高血压大多起病及进展均缓慢,病程可长达十余年至数十年,症状轻微,逐渐导致靶器官损害。但少数患者可表现为急进重危,或具特殊表现而构成不同的临床类型。

(一)高血压急症

是指高血压患者血压显著的或急剧的升高[收缩压＞26.7 kPa(200 mmHg),舒张压＞17.3 kPa(130 mmHg)],常同时伴有心、脑、肾及视网膜等靶器官功能损害的一种严重危及生命的临床综合征,其舒张压＞20 kPa和/或收缩压＞29.3 kPa,无论有无症状,也应视为高血压急症。高血压急症包括高血压脑病、高血压危象、急进型高血压、恶性高血压,高血压合并颅内出血、急性冠状动脉功能不全、急性左心衰竭、主动脉夹层血肿及子痫、嗜铬细胞瘤危象等。

(二)恶性高血压

1%~5%的中、重度高血压患者可发展为恶性高血压,其发病机制尚不清楚,可能与不及时治疗或治疗不当有关。病理上以肾小动脉纤维样坏死为突出特征。临床特点:①发病较急骤,多见于中、青年;②血压显著升高,舒张压持续＞17.33 kPa;③头痛、视力模糊、眼底出血、渗出和乳头水肿;④肾脏损害突出,表现为持续蛋白尿、血尿及管型尿,并可伴肾功能不全;⑤进展迅速,如不给予及时治疗,预后不佳,可死于肾衰竭、脑卒中或心力衰竭。

(三)高血压危重症

1.高血压危象

在高血压病程中,由于周围血管阻力的突然上升,血压明显升高,出现头痛、烦躁、眩晕、恶心、呕吐、心悸、气急及视力模糊等症状。伴靶器官病变者可出现心绞痛、肺水肿或高血压脑病。血压以收缩压显著升高为主,也可伴舒张压升高。发作一般历时短暂、控制血压后病情可迅速好转;但易复发。危象发作时交感神经活动亢进,血中儿茶酚胺升高。

2.高血压脑病

是指在高血压病程中发生急性脑血液循环障碍,引起脑水肿和颅内压增高而产生的临床征象。发生机制可能为过高的血压突破了脑血管的自身调节机制,导致脑灌注过多,液体渗入脑血管周围组织,引起脑水肿。临床表现有严重头痛、呕吐、神志改变,较轻者可仅有烦躁、意识模糊,严重者可发生抽搐、昏迷。

(四)急进型高血压

占高血压患者中 1%～8%,多见于年轻人,男性居多。临床特点:①收缩压,舒张压均持续升高,舒张压常持续≥17.3 kPa(130 mmHg),很少有波动;②症状多而明显进行性加重,有一些患者高血压是缓慢病程,但后突然迅速发展,血压显著升高;③出现严重的内脏器官的损害,常在 1～2 年内发生心、脑、肾损害和视网膜病变,出现脑卒中、心肌梗死、心力衰竭、尿毒症及视网膜病变(眼底Ⅲ级以上改变)。

(五)缓进型高血压

这种类型占 95%以上,临床上又称之为良性高血压。因其起病隐匿,病情发展缓慢,病程较长,可达数十年,多见于中老年人。临床表现:①早期可无任何明显症状,仅有轻度头痛或不适,休息之后可自行缓解,偶测血压时才发现高血压;②逐渐发展,患者表现为头痛、头晕、失眠、乏力、记忆力减退症状,血压也随着病情发展是逐步升高并趋向持续性,波动幅度也随之减小并伴随着心、脑、肾等器官的器质性损害。

此型高血压病由于病程长,早期症状不明显所以患者容易忽视其治疗,思想上不重视,不能坚持服药,最终造成不可逆的器官损害,危及生命。

(六)老年人高血压

年龄超过 60 岁达高血压诊断标准者即为老年人高血压。临床特点有以下

4点。①半数以上以收缩压为主;即单纯收缩期高血压(收缩压>18.66 kPa;舒张压<12 kPa),此与老年人大动脉弹性减退、顺应性下降有关,使脉压增大。流行病资料显示,单纯收缩压的升高也是心血管病致死的重要危险因素。②部分老年人高血压是由中年原发性高血压延续而来,属收缩压和舒张压均增高的混合型。③老年人高血压患者心、脑、肾器官常有不同程度损害,靶器官并发症如脑卒中、心力衰竭、心肌梗死和肾功能不全较为常见。④老年人压力感受路敏感性减退;对血压的调节功能降低、易造成血压波动及直立性低血压,尤其在使用降压药物治疗时要密切观察。老年人选用高血压药物时宜选用平和、缓慢的制剂,如利尿剂和长效钙通道阻滞剂及 ACEI 等;常规给予抗凝剂治疗;定期测量血压以予调整剂量。

(七)难治性高血压

难治性高血压又称顽固性或有抵抗性的高血压。临床特点:①治疗前血压≥24/15.32 kPa,经过充分的、合理的、联合应用三种药物(包括利尿剂),血压仍不能降至 21.33/7.5 kPa 以下;②治疗前血压<24/15.33 kPa,而适当的三联药物治疗仍不能达到<18.66/12 kPa,则被认为是难治性高血压;③对于老年单纯收缩期高血压,如治疗前收缩压>26.66 kPa,经三联治疗,收缩压不能降至22.66 kPa以下,或治疗前收缩压21.33~26.66 kPa,而治疗后不能降至21.33 kPa以下及至少低1.33 kPa,亦称为难治性高血压。充分的合理的治疗应包括至少三种不同药理作用的药物,包括利尿剂并加之以下两种:β阻断剂,直接的血管扩张药,钙通道阻滞剂或血管紧张素转化酶抑制剂。应当说明的是,并不是所有严重的高血压都是难治性高血压,也不是难治性高血压都是严重高血压。

诊断难治性高血压应排除假性高血压及白大衣高血压,并排除继发性高血压,如嗜铬细胞瘤、原发性醛固酮增生症、肾血管性高血压等;中年或老年患者过去有效的治疗以后变得无效,则强烈提示肾动脉硬化及狭窄,肾动脉造影可确定诊断肾血管再建术可能是降低血压的唯一有效方法。

难治性高血压的主要原因可能有以下几种。①患者的依从性不好即患者没有按医师的医嘱服药,这可能是最主要的原因。依从性不好的原因可能药物方案复杂或服药次数频繁,患者未认识到控制好血压的重要性,药物费用及不良反应等。②患者食盐量过高(>5 g/d),或继续饮酒,体重控制不理想。应特别注意来自加工食品中的盐,如咸菜、罐头、腊肉、香肠、酱油、酱制品、咸鱼、成豆制品等,应劝说患者戒烟、减肥,肥胖者减少热量摄入量。③医师不愿使用利尿药或使用多种作用机制相同的药物。④药物相互作用,如阿司匹林或非甾体抗炎药因抑制前列腺素合成而干扰高血压的控制,拟交感胺类可使血压升高,麻黄素、口服避孕药、雄性激素、过多的甲状腺素、糖皮质激素等可使血压升高或加剧原先的高血压;考来烯胺可妨碍抗高血压药物的经肠道吸收。三环类抗忧郁药,苯异丙胺、抗组胺、单胺氧化酶抑制剂及可卡因干扰胍乙啶的药理作用。

(八)儿童高血压

关于儿童高血压的诊断标准尚未统一。如 WHO 规定:13 岁以上正常上限为18.66/12 kPa,13 岁以下则为 18/11.33 kPa。《实用儿科学》中规定:8 岁以下舒张压>10.66 kPa,8 岁以上>12 kPa;或收缩压>16 kPa 与舒张压>10.66 kPa为高血压。儿童血压测量方法与成年人有所不同:①舒张压以 Korotkoff 第Ⅳ音为难;②根据美国心脏病协会规定,使用袖带的宽度为 1 岁以下为 2.5,1~4 岁5~6,5~8 岁8~9,成人 12.5,否则将会低估或高估血压的高度。诊断儿童高血压应十分慎重,特别是轻度高血压者应加强随访。一经确诊为儿童高血压后,首先除外继发性高血压。继发性高血压中最常见的病因是肾脏疾病,其次是肾动脉血栓、肾动脉狭窄、先天性肾动脉异常、主动脉缩窄、嗜铬细胞瘤等。

临床特点:①5%的患者有高血压的家族史;②早期一般无明显症状,部分患者可有头痛,尤在剧烈运动时易发生;③超体重肥胖者达 50%;④平素心动过速,心前区搏动明显,呈现高动力循环状态;⑤尿儿茶酚胺水平升高,尿缓激肽水平降低,血浆肾素活性轻度升高,交感神经活性增高;⑥对高血压的耐受力强,一般不引起心、肾、脑及眼底的损害。

(九)青少年高血压

青少年时期高血压的研究已越来越被人们重视。大量调查发现,青少年原发性高血压起源于儿童期,并认为青少年高血压与成人高血压及并发症有密切关系,同儿童期高血压病因相似,常见于继发性高血压,在青春期继发性高血压病例中,肾脏疾病仍然是主要的病因。大量的调查发现青少年血压与年龄有直接相关,青少年高血压诊断标准在不同时间(每次间隔三个月以上)三次测量坐位血压,收缩压和/或舒张压高于 95 百分位以上可诊断为高血压。见表 2-1。

表 2-1　我国青少年年龄血压百分位值表

年龄	男性/P95	女性/P95
1~12	128/81	119/82
13~15	133/84	124/81
16~18	136/89	127/82

(十)精神紧张性高血压

交感神经系统在发病中起着重要作用。交感神经系统活性增强可导致：①血浆容量减少，血小板聚集，因而易诱发血栓形成；②激活肾素-血管紧张素系统，再加上儿茶酚胺的作用，引起左室肥厚的血管肥厚，肥厚的血管更易引起血管痉挛；③副交感神经系统活性较低和交感神经系统活性增强，是易引起心律失常，心动过速的因素；④降低骨骼肌对胰岛素的敏感性，其主要机制为在紧急情况下，交感神经系统活性增高引起血管收缩，导致运输至肌肉的葡萄糖减少。去甲肾上腺素刺激 β 受体也可引起胰岛素耐受，持续的交感神经系统还可以造成肌肉纤维类型由胰岛素耐受性慢收缩纤维转变成胰岛素耐受性快收缩纤维，这些变化可致血浆胰岛素浓度水平升高，并促进动脉粥样硬化。

(十一)白大衣性高血压

白大衣性高血压（WCH）是指在诊疗单位内血压升高，但在诊疗单位外血压正常。有人估计，在高血压患者中，有 20％～30％为白大衣高血压，故近年来提出患者自我血压监测（HBPM）。HBPM 有下列好处：①能更全面更准确地反应患者的血压；②没有"白大衣效应"；③提高患者服药治疗和改变生活方式的顺从性；④无观察者的偏倚现象。自测血压可使用水银柱血压计，亦可使用动态血压监测（ABPM）的方法进行判断。有人认为"白大衣高血压"也应予以重视，它可能是早期高血压的表现之一。我国目前的参考诊断标难为 WCH 患者诊室收缩压＞21.33 kPa 和/或舒张压＞12 kPa 并且白昼动态血压收缩压＜18 kPa，舒张压＜10.66 kPa，这还需要经过临床的验证和评价。

"白大衣性高血压"多见于女性、年轻人、体型瘦，以及诊所血压升高、病程较短者。在这类患者中，规律性的反复出现的应激方式，例如上班工作，不会引起血压升高。ABPM 有助于诊断"白大衣性高血压"。其确切的自然史与预后还不很清楚。

(十二)应激状态

偏快的心率是处于应激状态的一个标志，心动过速是交感神经活性增高的一个可靠指标，同时也是心血管病死亡率的一个独立危险因素。心率增快与血压升高、胆固醇升高、甘油三酯升高、血球压积升高、体重指数升高、胰岛素抵抗、血糖升高、高密度脂蛋白-胆固醇降低等密切相关。

(十三)夜间高血压

24 小时动态血压监测发现部分患者的血压正常节律消失，夜间收缩压或舒张压的降低小于日间血压平均值的 10%,甚至夜间血压反高于日间血压。夜间高血压常见于某些继发性高血压(如嗜铬细胞瘤、原发性醛固酮增多症、肾性高血压)、恶性高血压和合并心肌梗死、脑卒中的原发性高血压。夜间高血压的产生机制与神经内分泌正常节律障碍、夜间上呼吸道阻塞、换气过低和睡眠觉醒有关,其主要症状是响而不规则的大鼾、夜间呼吸暂停及日间疲乏和嗜睡。这种患者常伴有超重、易发生脑卒中、心肌梗死、心律失常和猝死。

(十四)肥胖型高血压

肥胖者易患高血压,其发病因素是多方面的,伴随的危险因素越多,则预后越差。本型高血压患者心、肾、脑、肺功能均较无肥胖者更易受损害,且合并糖尿病、高脂血症、高尿酸血症者多,患冠心病、心力衰竭、肾功能障碍者明显增加。

(十五)夜间低血压性高血压

是指日间为高血压(特别是老年收缩期性高血压),夜间血压过度降低,即夜间较日间血压低超过 20%。其发病机制与血压调节异常、血压节律改变有关。该型高血压易发生腔隙性脑梗死,可能与夜间脑供血不足、高凝状态有关。治疗应注意避免睡前使用降压药(尤其是能使夜间血压明显降低的药物)。

(十六)顽固性高血压

顽固性高血压是指高血压患者服用三种以上的不同作用机制的全剂量降压药物,测量血压仍不能控制在 18.66/12.66 kPa 以下或舒张压(DBP)≥13.33 kPa,老年患者血压仍>21.33/12 kPa,或收缩压(SBP)不能降至 18.66 kPa 以下。顽固性高血压原因有以下 5 点。①治疗不当。应采用不同机制的降压药物联合应用。②对药物的不能耐受。由于降压药物引起不良反应;而中断用药,常不服药或间断服药,造成顺应性差。③继发性高血压。当患者血压明显升高并对多种治疗药物呈抵抗状态的,应考虑排除继发因素。常见肾动脉狭窄、肾动脉粥样斑块形成、肾上腺疾病等。④精神因素。工作繁忙造成白天血压升高,夜间睡眠时血压正常。⑤过度摄钠。尤其对高血压人群中,约占 50%的盐敏感性高血压,例如老年患者和肾功能减退者,盐摄入量过高更易发生顽固性高血压,而低钠饮食可改善其对药物的抵抗性。

五、护理评估

(一)病史

应注意询问患者有无高血压家族史,个性特征,职业、人际关系、环境中有无引发本病的应激因素,生活与饮食习惯、烟酒嗜好,有无肥胖、心脏病、肾脏病、糖尿病、高脂血症、痛风、支气管哮喘等病史及用药情况。

(二)身体状况

高血压病根据起病和病情进展缓急分为缓进型和急进型两类,前者多见,后者占高血压病的1%～5%。

1.一般表现

缓进型原发性高血压起病隐匿,病程进展缓慢,早期多无症状,偶在体格检查时发现血压升高,少数患者在发生心、脑、肾等并发症后才被发现。高血压患者可在精神紧张、情绪激动或劳累后有头晕、头痛、眼花、耳鸣、失眠、乏力、注意力不集中等症状,但症状与血压增高程度并不一定一致。

患者血压随季节、昼夜、情绪等因素有较大波动,表现为冬季较夏季高、清晨较夜间高、激动时较平静时高等特点。体检时可听到主动脉瓣区第二心音亢进、主动脉瓣区收缩期杂音,少数患者在颈部或腹部可听到血管杂音。长期持续高血压可有左心室肥厚。

高血压病早期血压仅暂时升高,去除原因和休息后可恢复,称为波动性高血压阶段。随病情进展,血压呈持久增高,并有脏器受损表现。

2.并发症

主要表现心、脑、肾等重要器官发生器质性损害和功能性障碍。

(1)心脏:血压长期升高,增加了左心室的负担。左室因代偿而心肌肥厚,继而扩张,形成高血压性心脏病。在心功能代偿期,除有劳累性心悸外,其他症状不明显。心功能失代偿时,则表现为心力衰竭。由于高血压后期可并发动脉粥样硬化,故部分患者可并发冠心病,发生心绞痛、心肌梗死。

(2)脑:重要的脑血管病变表现有,一时性(间歇性)脑血管痉挛:可使脑组织缺血,产生头痛、一时性失语、失明、肢体活动不灵或偏瘫。可持续数分钟至数天,一般在24小时内恢复。脑出血:一般在紧张的体力或脑力劳动时容易发生,例如情绪激动、搬重物等时突然发生。其临床表现因出血部位不同而异,最常见的部位在脑基底节豆状核,故常损及内囊,又称内囊出血。其主要表现为突然摔倒,迅速昏迷,头、眼转向出血病灶的同侧,出血病灶对侧的"三偏"症状,即偏瘫、偏身感觉障碍和同侧偏盲。呼吸深沉而有鼾声,大小便失禁。瘫痪肢体开始完全弛缓,腱反射常引不出。数天后瘫痪肢体肌张力增高,反射亢进,出现病理反射。脑动脉血栓形成:多在休息睡眠时发生,常先有头晕、失语、肢体麻木等症状,然后逐渐发生偏瘫,一般无昏迷。随病情进展,可发生昏迷甚至死亡。上述脑血管病变的表现,祖国医学统称为"中风"或"卒中",现代医学统称为"脑血管意外"。高血压脑病:是指脑小动脉发生持久而严重的痉挛、脑循环发生急性障碍,导致脑水肿和颅内压增高,可发生于急进型或严重的缓进型高血压病患者。表现血压持续升高,常超过 26.7/16.0 kPa(200/120 mmHg),剧烈头痛、恶心、呕吐、眩晕、抽搐、视力模糊、意识障碍直至昏迷。发作可短至数分钟,长者可达数小时或数天。

(3)肾的表现:长期高血压可致肾小动脉硬化,当肾功能代偿时,临床上无明显肾功能不全表现。当肾功能转入失代偿期时,可出现多尿、夜尿增多、口渴、多饮,提示肾浓缩功能降低,尿比重固定在 1.010 左右,称为等渗尿。当肾功能衰退时,可发展为尿毒症,血中肌酐、尿素氮增高。

(4)眼底视网膜血管改变:目前我国采用 Keith-Wegener 4 级眼底分级法。Ⅰ级,视网膜动脉变细;Ⅱ级,视网膜动脉狭窄,动脉交叉压迫;Ⅲ级,眼底出血或棉絮状渗出;Ⅳ级,视神经盘水肿。眼底的改变可反映高血压的严重程度。

3.急进型高血压病

急进型高血压占高血压病的 1% 左右,可由缓进型突然转变而来,也可起病即为急进型。多见于青年和中年。基本的临床表现与缓进型高血压病相似,但各种症状更为突出,具有病情严重、发展迅速、肾功能急剧恶化和视网膜病变(眼底出血、渗出、乳头水肿)等特点。血压显著增高,舒张压持续在 17.3～18.6 kPa(130～140 mmHg)或更高,常于数月或 1～2 年内出现严重的心、脑、肾损害,最后常为尿毒症死亡,也可死于急性脑血管疾病或心力衰竭。经治疗后,少数病情亦可转稳定。

高血压危象:是指短期内血压急剧升高的严重临床表现。它是在高血压的基础上,交感神经亢进致周围小动脉强烈痉挛,这是血压进一步升高的结果,常表现为剧烈头痛、神志改变、恶心、呕吐、心悸、呼吸困难等。收缩压可高达 34.7 kPa(260 mmHg),舒张压 16 kPa(120 mmHg)以上。

(三)实验室及其他检查

1.尿常规检查

可阴性或有少量蛋白和红细胞,急进型高血压患者尿中常有大量蛋白、红细胞和管型,肾功能减退时尿比重降低,尿浓缩和稀释功能减退,血中肌酐和尿素氮增高。

2.X 线检查

轻者主动脉迂曲延长或扩张、并发高血压性心脏病时,左心室增大,心脏至靴形样改变。

3.超声检查

心脏受累时,二维超声显示:早期左室壁搏动增强,第Ⅱ期多见室间隔肥厚,继则左心室后型肥厚;左心房轻度扩大;超声多普勒于二尖瓣上可测出舒张期血流速度减慢,舒张末期速度增快。

4.心电图和心向量图检查

心脏受累的患者又可见左心室增厚或兼有劳损,P波可增宽或有切凹,P环振幅增大,特别终末向后电力更为明显。偶有心房颤动或其他心律失常。

5.血浆肾素活性和血管紧张素Ⅱ浓度测定

二者可增高,正常或降低。

6.血浆心钠素浓度测定

心钠素浓度降低。

六、护理目标

(1)头痛减轻或消失。

(2)焦虑减轻或消失。

(3)血压维持在正常水平,未发生意外伤害。

(4)能建立良好的生活方式,合理膳食。

七、护理措施

(一)一般护理

(1)头痛、眩晕、视力模糊的患者应卧床休息,抬高床头,保证充足的睡眠。指导患者使用放松技术,如缓慢呼吸、心理训练、音乐治疗等,避免精神紧张、情绪激动和焦虑,保持情绪平稳。保持病室安静,减少声光刺激和探视,护理操作动作要轻巧并集中进行,少打扰患者。对因焦虑而影响睡眠的患者遵医嘱应用镇静剂。

(2)有氧运动可降压减肥、改善脏器功能、提高活动耐力、减轻胰岛素抵抗,指导轻症患者选择适当的运动,如慢跑、健身操、骑自行车、游泳等(避免竞技性、力量型的运动),一般每周3～5次,每次30～40分钟,出现头晕、心慌、气短、极度疲乏等症状时应立即停止运动。

(3)合理膳食,每天摄钠量不超过6 g,减少热量、胆固醇、脂肪摄入,适当增加蛋白质,多吃蔬菜、水果,摄入足量的钾、镁、钙,避免过饱,戒烟酒及刺激性的饮料,可以降低血压,减轻体重,防止高血脂和动脉硬化,防止便秘,减轻心脏负荷。

(二)病情观察与护理

(1)注意神志、血压、心率、尿量、呼吸频率等生命体征的变化,每天定时测量并记录血压。血压有持续升高时,密切注意有无剧烈头痛、呕吐、心动过速、抽搐等高血压脑病和高血压危象的征象。出现上述现象时应给予氧气吸入,建立静脉通路,通知病危,准备各种抢救物品及急救药物,详细书写特别护理记录单;配合医师采取紧急抢救措施,加快速降压、制止抽搐,以防脑血管疾病的发生。

(2)注意用药及观察:高血压患者服药后应注意观察服药反应,并根据病情轻重、血压的变化决定用药剂量与次数,详细做好记录。若有心、脑、肾严重并发症,则药物降压不宜过快,否则供血不足易发生危险。血压变化大时,要立即报告医师予以及时处理。要告诉患者按时服药及观察,忌乱用药或随意增减剂量与擅自停药。用降压药期间要经常测量血压并做好记录,以提供治疗参考,注意起床动作要缓慢,防止直立性低血压引起摔倒。用利尿剂降压时注意记出入量,排尿多的患者应注意补充含钾高的食物和饮料,如玉米面、海带、蘑菇、枣、桃、香蕉、橘子汁等。用普萘洛尔药物要逐渐减量、停药,避免突然停用引起心绞痛发作。

(3)患者如出现肢体麻木,活动欠灵,或言语含糊不清时,应警惕高血压并发脑血管疾病。对已有高血压心脏病者,要注意有无呼吸困难、水肿等心力衰竭表现;同时检查心率、心律有无心律失常的发生。观察尿量及尿的化验变化,以发现肾脏是否受累。发现上述并发症时,要协助医师相应的治疗及做好护理工作。

(4)高血压急症时,应迅速准确按医嘱给予降压药、脱水剂及镇痉药物,注意观察药物疗效及不良反应,严格按药物剂量调节滴速,以免血压骤降引起意外。

(5)出现脑血管意外、心力衰竭、肾衰竭者,给予相应抢救配合。

八、健康教育

(1)向患者提供有关本病的治疗知识,注意休息和睡眠,避免劳累。

(2)同患者共同讨论改变生活方式的重要性,低盐、低脂、低胆固醇、低热量饮食,禁烟、酒及刺激性饮料。肥胖者节制饮食。

(3)教会患者进行自我心理平衡调整,自我控制活动量,保持良好的情绪,掌握劳逸适度,懂得愤怒会使舒张压升高,恐惧焦虑会使收缩压升高的道理,并竭力避免之。

(4)定期、准确、及时服药,定期复查。

（5）保持排便通畅,规律的性生活,避免婚外性行为。

（6）教会患者怎样测量血压及记录。让患者掌握药物的作用及不良反应,告诉患者不能突然停药。

（7）指导患者适当地进行运动,可增加患者的健康感觉和松弛紧张的情绪,增高 HDL-C。推荐做渐进式的有氧运动,如散步、慢跑;也可打太极拳、练气功;避免举高重物及做等长运动(如举重、哑铃)。

九、高血压合并常见病的护理

（一）高血压合并脑卒中的护理要点

1.生活起居护理

（1）外感风寒者,病室宜温暖,汗出时忌当风,恶风严重时,头部可用毛巾包裹或戴帽,以免复感外邪。

（2）阴虚阳亢者病室宜凉润通风,阳虚者病室宜温暖、阳光充足。

（3）眩晕发作时卧床休息,闭目养神,起坐下床动作要缓慢,尽量减少头部的活动,防止跌仆,协助其生活护理。座椅、床铺避免晃动、摇动。

（4）神昏或脑卒中患者加强口腔、眼睛、皮肤及会阴的护理,用盐水或中药漱口液清洗口腔;眼睑不能闭合者,覆盖生理盐水湿纱布,并按医嘱滴眼药水或眼药膏;保持床单位清洁,定时为患者翻身拍背;尿失禁患者给予留置导尿。

2.情志护理

（1）脑卒中患者多心肝火盛,易心烦易怒,可安抚鼓励患者,使其舒神开心,指导患者适当看一些哀伤电影、小说和赏心悦目的金色、杏色或白色的五行图片,听大自然的轻音乐,对应中医学的音乐疗法,五音调试可选角调,如《碧叶烟云》,其音韵可清肝泻火、平肝清阳,可缓解头晕胀痛、烦躁易怒、失眠多梦等。

（2）合并郁证者可用"喜疗法",所谓"喜则气和志达,营卫通利"。指导患者看笑话集、喜剧及红色、紫色、绿色等色彩鲜艳的五行图片,多交友谈心,听一些喜庆的音乐,如徵调《雨后彩虹》、角调的《春江花月夜》与宫调的《青花瓷》。还可运用中医学芳香治疗法,如选择柠檬可以轻度兴奋,缓解压力,减轻消沉和抑郁。

3.饮食护理

（1）宜清淡、低盐低脂饮食,忌辛辣、肥甘厚味、咸食等,禁烟、浓茶、咖啡等。

（2）吞咽困难、饮水呛咳者,指导患者取平卧位喂食流质食物,取坐位或半卧位进食半流或固体食物。

(3)风痰上扰证应多食雪梨、橘子、杏仁、冰糖、萝卜等,忌食肥腻、公鸡肉等助痰生风的食物。

(4)肝阳上亢证宜食山楂、淡菜、紫菜、甲鱼、芹菜、海蜇、香菇等。

(5)痰湿中阻证可多食薏苡仁、红小豆、西瓜、冬瓜、玉米、竹笋等清热利湿的食物。

(6)气血两亏者应着重补益,如黑芝麻、胡桃肉、红枣、怀山药、羊肝、猪肾等。

4.用药护理

(1)外感风寒者,中药宜热服,服药后可饮热粥或热汤以助药力。其他中药宜温服。恶心呕吐较重者,可少量多次频服,或舌上滴姜汁数滴。

(2)长期服药者,不可擅自骤然停药,以免引起病情反复。若停药一定要遵医嘱缓慢逐步减量,直至停药。注意观察药物引起的不良反应及不良反应。

(3)服降压药、利尿脱水药时,应观察血压变化,防止头晕,注意安全。

5.病情观察

(1)严密观察神志、瞳孔、生命体征、汗出、肢体活动、大小便失禁、出入量等,防止脑疝及脱证的发生。

(2)观察疾病发作的时间、性质、程度、伴随症状、诱发因素等,做好实时记录。

6.脑卒中的急症处理

(1)应就地处理,予吸氧,针刺人中、十宣、涌泉穴等紧急救治,遵医嘱使用降压药、脱水药或镇静药。

(2)脑卒中患者取头高脚低位,尽量避免搬动。保持呼吸道通畅,头转向一侧,除去义齿,清除口咽部分泌物,解开其衣领、衣扣、腰带,及时吸痰。使用压舌板、舌钳和牙垫防止舌后坠、舌咬伤、颊部咬伤。

(3)严重者应专人守护,注意安全,卧床设床栏,防止坠床,必要时使用保护性约束,防止意外伤害。抽搐时切忌强拉、捆绑患者拘急挛缩的肢体,以免造成骨折。床旁备气管切开包、气管插管、呼吸机等急救用物。

(4)做好鼻饲、导尿的护理。

7.健康指导

(1)起居:有常,劳逸有节,适寒温,防外感,保证充足睡眠,避免用脑过度,不宜长时间看书学习等。

(2)饮食:辨证施食。可多食健脑的食物,如灵芝、桂圆、核桃、蚕豆、动物的骨髓等。忌辛辣、肥甘厚味、咸食等,禁烟、浓茶、咖啡等。

（3）情志：顺其自然，为所能为。

（4）用药：遵医嘱用药，不可擅自停药和减量。

（5）康复：脑卒中患者常有肢体瘫痪、语言不利、吞咽困难等功能障碍。应根据患者的具体情况，指导其做被动或主动的肢体功能活动、语言训练及吞咽功能训练。运用针灸、推拿、按摩、理疗等治疗方法，帮助患者恢复功能。预防或减少失用性萎缩、失语等并发症的发生。注意患肢保暖防寒，保持肢体功能位置。

（6）强身：散步、打太极拳、做脑或颈保健操，以疏通经脉，调畅气血，濡养脑髓。

（7）定期复查，不适随诊。

（二）高血压合并糖尿病的护理要点

1.生活起居护理

（1）病室要保持整洁安静、光线柔和，室温在 18～22 ℃，相对湿度 50％～70％为宜。

（2）根据患者具体情况选择运动疗法：如快步走、打太极拳、练八段锦、骑自行车等。时间安排在饭后 1 小时开始，每次持续 20～30 分钟。以运动后脉搏在 120 次/分左右、不感到疲劳为宜。外出时携带糖果、饼干和水，以预防低血糖。

（3）指导患者注意个人卫生，保持全身和局部清洁，加强口腔、皮肤和阴部的清洁，做到勤换内衣。

（4）衣服鞋袜穿着要宽松，寒冷季节要注意四肢关节末端保暖。肢痛、肢麻者应避免局部刺激，可用乳香、当归、红花煎水熏洗，要注意温度，以免烫伤。

（5）注意保护足部，鞋袜不宜过紧，保持趾间干燥、清洁。经常检查有无外伤、鸡眼、水泡、趾甲异常等，并及时处理。剪趾甲时注意剪平，不要修剪过短。

（6）出现视物模糊者，应减少活动和外出时需有专人陪同。

2.情志护理

（1）消渴患者多为肝失调畅，气机紊乱，应多与患者沟通，正确对待疾病，针对每个患者的病情和心理、性格特点，循循善诱，耐心开导，让患者保持乐观情绪，积极配合治疗。

（2）源于《黄帝内经》"形神合一""天人合一""悲哀愁忧则心动，心动则五脏六腑皆摇"。用五行音乐疗法，根据病情辨证施治。①上消：肺热津伤型用金调音带。②中消：胃热炽盛型用宫调音带。③下消：肾虚型用羽调音带。

（3）嘱患者选用情调悠然、节奏徐缓、旋律清逸高雅、风格隽秀的古典乐曲与轻音乐，如《烛影摇红》《平湖秋月》《春江花月夜》《江南好》及平静舒缓、朴实自然的牧曲等,优美悦耳的音乐可改善糖尿病患者孤独、忧郁、烦恼、沮丧等不良情绪。

(4)嘱患者在室外可选择花园、湖畔,以及依山傍水、绿树成荫之处。选择的环境使人精神愉快,情绪稳定从而加强治疗的效果。

3.饮食护理

(1)计算标准体重,控制总热量。严格定时定量进餐,饮食搭配均匀。

(2)碳水化合物、蛋白质、脂肪分配比例占总热量的 55%～65%,10%～15%,20%～25%。

(3)宜选用的食物:粗、杂粮、燕麦、玉米面和黄豆及其制品、新鲜蔬菜等;少吃的食物:奶油、动物油及内脏、芋头、莲藕、葵花籽等。

(4)禁食糖、烟酒和高淀粉的食物,如薯类、香蕉等,少食煎炸食品。可适当增加蛋白质如瘦肉、鱼、牛奶、豆制品等。可食用洋葱、黄瓜、南瓜、茭白、怀山药等有治疗作用的蔬菜。按规定进食仍感饥饿者,应以增加水煮蔬菜充饥。

(5)在血糖和尿糖控制平稳后,可在两餐间限量吃一些梨、西瓜、橙子等。

4.用药护理

(1)中药宜饭后温服。

(2)了解各类降糖药物的作用、剂量、用法、掌握药物的不良反应和注意事项,指导患者正确服用,及时纠正不良反应。

(3)观察患者的血糖、尿糖、尿量和体重变化,评价药物疗效。

5.病情观察

(1)询问既往饮食习惯,饮食结构和进食情况及生活方式、休息状况、排泄状况、有无特殊嗜好、有无糖尿病家族史、有无泌尿道和皮肤等感染、有糖尿病慢性并发症的患者,注意观察有无血管、神经系统异常。

(2)定期检查空腹和饭后 2 小时的血糖变化。

(3)准确记录 24 小时出入量,每周定时测体重。

(4)观察患者饮水、进食量,尿量及尿的颜色和气味。观察患者的神志、视力、血压、舌象、脉象和皮肤情况,做好记录。如观察到以下情况应立即报告医师,医护协作处理:①患者突然心慌头晕、出虚汗、软弱无力等低血糖现象时,应该马上检查血糖情况,如果是低血糖,应按低血糖处理;②头痛头晕、食欲缺乏、恶心呕吐、烦躁不安,甚至呼吸有烂苹果气味的酮症酸中毒时;③出现神昏、呼吸深快、血压下降、肢冷脉微欲绝等症状。

6.健康指导

(1)饮食护理:①定时定量进餐,避免进食时间延迟或提早,没有低血糖时避免吃糖;②避免吃浓缩的碳水化合物,避免饮用酒精饮料,避免食用高胆固醇、高脂肪食物。

(2)胰岛素使用:①向患者解释所使用胰岛素的作用时间及注意事项;②指导低血糖反应的表现和紧急处理措施。

(3)测血糖:指导患者掌握正确的血糖测试方法。

(4)足部护理:①定期检查足部皮肤,以早期发现病变;②促进足部血液循环,以温水浸泡双脚,时间不可过长,5分钟左右,冬季应注意保暖,避免长时间暴露于冷空气中;③以润滑剂按摩足部,避免穿过紧的长裤、袜、鞋;④避免穿拖鞋、凉鞋、赤脚走路,禁用暖水袋,以免因感觉迟钝而造成踢伤、烫伤。

(5)注意个人卫生:①勤洗澡,不可用过热的水,以免烫伤;②女患者阴部用温水清洗,以减轻不适;③阴部及脚趾皮肤避免潮湿,应随时保持干燥。

(6)休息:适当的休息,睡眠时间以能够恢复精神为原则。

(7)运动:运动可减少身体对胰岛素的需要量,依患者喜好和能力,共同计划规律运动,鼓励肥胖患者多运动。

(8)其他:保持情绪稳定,生活规律。按医嘱服用降糖药,定期复查,如有不适,随时就诊。

(三)高血压合并心力衰竭的护理要点

1.生活起居护理

(1)创造安静舒适的环境是本证护理工作的关键,避免一切不良刺激,特别要避免突然而来的噪声、高音。病室空气要清新,经常通气换气,温湿度适宜。注意保暖、避风寒、防外感,保证充足的睡眠。

(2)久病体弱、动则心悸怔忡、饮停心下、水邪泛滥水肿及重症卧床患者,一切活动应由护理人员协助,加强生活护理,预防压疮等并发症发生;取半卧位,两腿下垂,配合吸氧、强心、利尿等不同的治疗。

(3)指导患者排便时勿过于用力,养成每天定时排便习惯,平时饮食中可增加粗纤维食物或蜂蜜等润肠之物。便秘者适当应用缓泻剂。

(4)病症轻者适当进行锻炼:打太极拳、八段锦、气功等,以利脏腑气血的功能调节;但久病怔忡或心阳不足的患者应卧床休息为宜,以免劳力耗伤心气加重病情。

2.饮食护理

(1)本证以虚证多见,需注意加强营养补益气血:多用莲子、桂圆、大枣、怀山药、甲鱼等;水肿者要限制水盐的摄入,忌食肥甘厚味、生冷、辛辣、烈酒、烟、浓茶、咖啡等刺激性物品。

(2)体虚者可配以养血安神八宝粥(原料:芡实、薏苡仁、白扁豆、莲肉、怀山药、红枣、桂圆、百合各 6 g、粳米 150 g)。实证者则多配用重镇安神之物,如朱砂安神丸(朱砂、黄连、生地黄、当归、甘草)。

(3)饮食宜有节制,定时定量、少食多餐、不宜过饱。

(4)适当饮用低度红酒有温阳散寒,活血通痹的作用,可少量饮用。

(5)适当控制钠盐及液体摄入量,保持热量供应的正常,进食蛋白质含量多的食物,如瘦肉、鸡蛋、鱼,蛋白质等。

3.用药护理

(1)补益药宜早晚温服;使用中成药或西药者,要严格按照医嘱的剂量和时间给药,不应发给患者自行掌握服用。

(2)服用洋地黄类药、扩冠药及抗心律失常药物等抢救药物时要注意观察药物不良反应。附子过量后出现乌头碱中毒表现:心律失常,久煎 1～2 小时可减毒;洋地黄中毒可出现心率减慢、恶心呕吐、头痛、黄视、绿视等毒性反应。

(3)安神定志药物宜在睡前 0.5～1 小时服用。

4.情志护理

(1)情志不遂是诱发本病的重要因素。故应做好情志护理,注重消除患者紧张、惧怕、焦虑等不良情绪,要使患者怡情悦志,避免思虑过度伤脾。

(2)当病症发作时,患者常自觉六神无主、心慌不宁、恐惧,此时应在旁守护患者以稳定情绪,使其感到放心,同时进行救治。

5.病情观察

(1)本病症常在夜间发作及加重,故夜间应加强巡视及观察。

(2)若见脉结代、呼吸不畅、面色苍白等心气衰微表现时,立即予吸氧,通知医师,可予口服红参粉或按医嘱给服救心丸、丹参滴丸同时针刺心俞、内关、神门、三阴交或耳针心、肾、副交感等穴。

(3)对阵发性心悸的患者,发作时脉搏明显加速而并无结代者,可试用憋气法、引吐法、压迫眼球法、压迫颈动脉窦法来控制心悸。

(4)中医适宜技术:根据不同辨证分型可给予中药泡脚、熏蒸、中频脉冲电刺激、穴位敷贴、耳穴埋豆、拔火罐、艾灸等方法进行辅助治疗。

6.健康指导

(1)起居:有序,居住环境安静,避免恶性刺激及突发而来的高音、噪声,忌恼怒、紧张。

(2)饮食:有节,食勿过饱,勿食肥甘厚味,戒烟慎酒,忌浓茶、咖啡;限制钠盐摄入。保持二便通畅,忌用力过大。

(3)情志:重视自我调节情志,保持乐观开朗的情绪,丰富生活内容,怡情悦志,使气机条达,心气和顺。

(4)用药:积极防治有关的疾病,如痰饮、肺胀、喘证、消渴等症。

(5)强身:注意锻炼身体,以增强心脏、肺脏的功能,预防外邪的侵袭,保持充足的睡眠。

(6)器质性心脏病的妇女不宜胎产,怀孕时应予终止妊娠。

(7)定期复查:指导患者按照医嘱定时服药,定时复诊,随身携带急救药如硝酸甘油、硝酸异山梨酯、速效救心丸等,以便发作时服用,及时缓解症状。

(四)高血压患者自我调护要点

自我调护与高血压的发生、发展及预后有密切的关系。正确的自我调护可以改善血压。

1.养成良好的生活习惯

如坚持起床三部曲:醒来睁开眼睛后,继续平卧半分钟,再在床上坐半分钟,然后双腿下垂床沿半分钟,最后才下地活动。

2.穿衣宜松

高血压患者穿衣宜松不宜紧,保持三松(衣领宜松、腰带宜松、穿鞋宜松)。

3.居住环境宜舒适

环境应保持舒适、安静、整洁,室内保持良好的通风。

4.正确洗漱

每天早晚坚持温水洗漱、漱口最为适宜,因水过热、过凉都会刺激皮肤感受器,引起周围血管的舒缩,影响血压;洗澡时间不能过长,特别要注意安全,防止跌倒。

5.正确作息

坚持午休 30～60 分钟/天,如无条件,可闭目养神或静坐,有利于降压。夜间睡前,可用温水浸泡双足或按摩脚底穴位,可促进血液循环,提高睡眠质量。老年人每天睡眠时间为 6～8 小时即可。

6.其他

(1)戒烟限酒,控制体重。

(2)预防便秘:增加粗纤维食物摄入、腹部穴位按摩促进肠蠕动,或晨起空腹喝一大杯白开水,必要时可在医师指导下于药物辅助通便。

(3)掌握血压监测的方法、预防和处理直立性低血压。

(4)自行进行耳穴、体穴按压,用指尖或指节按压所选的穴位,每次按压5～10分钟,以有酸胀感觉为宜,14天1个疗程。

(5)自行足疗法:双足浸泡,尽量让水浸没过足踝(有足浴桶者可至膝以下),水温保持在40 ℃,每天可进行2次,下午与晚间各1次,每次30～40分钟。

随着医学的不断发展,人们已开始日益重视高血压的危害,护理人员及家庭应不断更新调护观念,拓宽知识面,学习心理学、教育学等其他学科知识,把握教学技巧,不断提高整体素质,为患者提供最佳的服务,最终达到降低高血压人群心脑血管病的目标。

(五)预防和处理直立性低血压

1.直立性低血压的表现

乏力、头晕、心悸、出汗、恶心、呕吐等临床表现,在联合用药、服首剂药物或加量时应特别注意。

2.指导患者预防直立性低血压的方法

(1)避免长时间站立,尤其在服药后最初几个小时。

(2)改变姿势,特别是从卧、坐位起立时动作宜缓慢。

(3)服药时间可选在平静休息时,服药后继续休息一段时间再下床活动,如在睡前服药,夜间起床排尿时应注意。

(4)避免用太热的水洗澡或蒸汽浴,更不宜大量饮酒。

(5)指导患者在直立性低血压发生时采取下肢抬高平卧,以促进下肢血液回流。

第二节　感染性心内膜炎

感染性心内膜炎是指病原微生物经血液直接侵犯心内膜、瓣膜或大动脉内膜而引起的感染性炎症,常伴有赘生物形成。根据病情和病程,分为急性感染性心内膜炎和亚急性感染性心内膜炎,其中亚急性心内膜炎较多见。根据瓣膜类型可分为自体瓣膜心内膜炎、人工瓣膜心内膜炎和静脉药瘾者的心内膜炎。

一、护理评估

(一)致病因素

急性感染性心内膜炎发病机制尚不清楚,主要累及正常瓣膜,病原菌来自皮肤、肌肉、骨骼或肺等部位的活动感染灶;而亚急性病例占 2/3 以上,主要发生于器质性心脏病基础上,其中以风湿性心脏瓣膜病的二尖瓣关闭不全和主动脉瓣关闭不全最常见,其次是先天性心脏病的室间隔缺损、法洛四联症等。

1.病原体

亚急性感染性心内膜炎致病菌以草绿色链球菌最常见,而急性感染性心内膜炎则以金黄色葡萄球菌最常见;其他病原微生物有肠球菌、表皮葡萄球菌、溶血性链球菌、大肠埃希菌、真菌及立克次体等。

2.感染途径

可因上呼吸道感染、咽峡炎、扁桃体炎及扁桃体切除术、拔牙、流产、导尿、泌尿道器械检查及心脏手术等途径侵入血流。静脉药瘾者,通过静脉将皮肤致病微生物带入血流而感染心内膜。

3.发病机制

由于心脏瓣膜原有病变或先天性血管畸形的存在,异常的高速血流冲击心脏或大血管内膜,导致内膜损伤,有利于血小板、纤维蛋白及病原微生物在该部位聚集和沉积,形成赘生物和心内膜炎症。

(二)身体状况

1.症状和体征

(1)发热:是最常见的症状。亚急性者多低于 39 ℃,呈弛张热,可有乏力、食欲缺乏、体重减轻等非特异性症状,头痛、背痛和肌肉关节痛常见。急性者有高热寒战,突发心力衰竭者较为常见。

(2)心脏杂音:绝大多数患者可闻及心脏杂音,可由基础心脏病和/或心内膜炎导致瓣膜损害所致。急性者比亚急性更易出现杂音强度和性质的变化,或出现新的杂音。

(3)周围血管体征:系细菌性微栓塞和免疫介导系统激活引起的微血管炎所致,多为非特异性。①瘀点,以锁骨以上皮肤、口腔黏膜和睑结膜最常见。②指

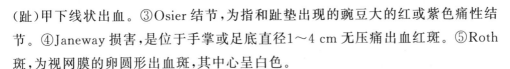

(趾)甲下线状出血。③Osier 结节,为指和趾垫出现的豌豆大的红或紫色痛性结节。④Janeway 损害,是位于手掌或足底直径1～4 cm无压痛出血红斑。⑤Roth 斑,为视网膜的卵圆形出血斑,其中心呈白色。

(4)动脉栓塞:赘生物引起动脉栓塞占 20%～30%,栓塞可发生在机体的任何部位,如脑栓塞、脾栓塞、肾栓塞、肠系膜动脉栓塞、四肢动脉栓塞和肺栓塞等,并出现相应的临床表现。

(5)其他:出现轻、中度贫血,病程超过 6 周者有脾大。

2.并发症

可出现心力衰竭、细菌性动脉瘤、迁移性脓肿、神经系统受累及肾脏受累的表现。

3.急性与亚急性感染性心内膜炎的比较

急性与亚急性感染性心内膜炎的比较见表 2-2。

表 2-2　急性与亚急性感染性心内膜炎的比较

表现	急性	亚急性
病原体	金黄色葡萄球菌	草绿色链球菌
中毒症状	明显	轻
病程	进展迅速,数周或数月引起瓣膜破坏	进展缓慢,病程较长
感染迁移	多见	少见

(三)心理社会状况

由于症状逐渐加重,患者烦躁、焦虑;当病情进展且疗效不佳时,往往出现精神紧张、悲观、绝望等心理反应。

(四)实验室及其他检查

1.血液检查

亚急性心内膜炎多呈进行性贫血;白细胞计数正常或升高、血沉增快;50%以上的患者血清类风湿因子阳性。

2.尿液检查

常有镜下血尿和轻度蛋白尿,肉眼血尿提示肾梗死。

3.血培养

是诊断感染性心内膜炎的最重要方法,血培养阳性是诊断本病最直接的证据,药物敏感试验可为治疗提供依据。

4.超声心动图

可探测赘生物,观察瓣叶、瓣环、室间隔及心肌脓肿等。

二、护理诊断及医护合作性问题

(1)体温过高:与感染有关。

(2)营养失调,低于机体需要量,与食欲下降、长期发热导致机体消耗过多有关。

(3)焦虑:与发热、疗程长或病情反复有关。

(4)潜在并发症:栓塞、心力衰竭。

三、治疗及护理措施

(一)治疗要点

1.抗生素治疗

(1)治疗原则:①早期用药;②选用敏感的杀菌药;③剂量充足,疗程长;④联合用药;⑤以静脉给药为主。

(2)常用药物:首选青霉素。本病大多数致病菌对其敏感,且青霉素毒性小,常用剂量为2 000万~4 000万 U/d,青霉素过敏者可用万古霉素;青霉素与氨基糖苷类抗生素如链霉素、庆大霉素、阿米卡星等联合应用可以增加杀菌能力。也可根据细菌培养结果和药物敏感试验针对性选择抗生素。

(3)治愈标准:①自觉症状消失,体温恢复正常;②脾脏缩小;③未再发生出血点和栓塞;④抗生素治疗结束后的第 1、2、6 周分别做血培养阴性。

2.对症治疗

加强营养,纠正贫血,积极治疗各种并发症等。

3.手术治疗

如对抗生素治疗无效,有严重心内并发症者应考虑手术治疗。

(二)护理措施

1.病情观察

密切观察患者的体温变化情况,每 4~6 小时测量体温 1 次并记录;注意观察皮肤瘀点、甲床下出血、Osler结节、Janeway 结节等皮肤黏膜病损及消退情况;观察有无脑、肾、脾、肺、冠状动脉、肠系膜动脉及肢体动脉栓塞,一旦发现立即报告医师并协助处理。

2.生活护理

根据患者病情适当调节活动,严重者避免剧烈运动和情绪激动;饮食宜高热量、高蛋白、高维生素、低胆固醇、清淡、易消化的半流食或软食,以补充发热引起的机体消耗;有心力衰竭者按心力衰竭患者饮食进行指导。

3.药物治疗护理

长期、大剂量静脉应用抗生素时,应严格遵医嘱用药,以确保维持有效的血液浓度。注意保护静脉,避免多次穿刺增加患者的痛苦,同时用药过程中,注意观察药物疗效及毒性反应。

4.发热的护理

高热患者给予物理降温如冰袋、温水擦浴等,及时记录体温变化。患者出汗多要及时更换衣服,以增加舒适感,鼓励患者多饮水,同时做好口腔护理。

5.正确采集血培养标本

告知患者暂时停用抗生素和反复多次采集血培养的必要性,以取得患者的理解与配合。

(1)对未经治疗的亚急性患者,应在第 1 天间隔 1 小时采血 1 次,共 3 次;如次日未见细菌生长,重复采血 3 次后,开始抗生素治疗。

(2)已用抗生素者,停药 2~7 天后采血。

(3)急性患者应在入院后立即安排采血,在 3 小时内每隔 1 小时采血 1 次,共取 3 次血标本后,按医嘱开始治疗。

(4)本病的菌血症为持续性,无须在体温升高时采血。

(5)每次采血 10~20 mL,同时做需氧和厌氧菌培养。

6.心理护理

关心患者,耐心解释治疗目的与意义,避免精神紧张,积极配合治疗与护理。

7.健康指导

嘱患者平时注意保暖、避免感冒、增强机体抵抗力;避免挤压痤疮等感染病灶,减少病原体入侵的机会;教会患者自我监测病情变化,如有异常及时就医。

第三节 慢性肺源性心脏病

慢性肺源性心脏病简称慢性肺心病,是由肺组织、肺血管或胸廓的慢性病变引起的肺组织结构和功能异常,导致肺血管阻力增加、肺动脉压力增加,右心室扩张、肥大,伴或不伴有右心衰竭的心脏病。

肺心病是我国中老年人的常见病、多发病,患病年龄多在 40 岁以上,随年龄增长患病率增高。我国肺心病的平均患病率约为 0.4%,农村高于城市,吸烟者比不吸烟者明显增多。急性呼吸道感染是肺心病急性发作的主要诱因,常导致肺、心功能衰竭。目前重症肺心病的病死率仍然较高。

一、病因及发病机制

按原发病的不同部位,其病因分为三类。

(一)支气管、肺疾病

以慢性阻塞性肺疾病最为多见占 80%~90%。其次为支气管哮喘、支气管扩张、重症肺结核、尘肺、慢性弥漫性肺间质纤维化、结节病等。

(二)胸廓运动障碍性疾病

较少见,如脊椎后凸或侧凸、脊椎结核、类风湿关节炎等引起的严重胸廓或脊柱畸形;神经肌肉疾病,如脊髓灰质炎、多发性神经炎等,引起胸廓活动受限、肺受压、支气管扭曲或变形,肺功能受损。

(三)肺血管疾病

甚少见,如广泛或反复发生的多发性肺小动脉栓塞及肺小动脉炎,以及原因不明的原发性肺动脉高压等。引起右心室肥大的因素很多,但先决条件是肺的结构和功能的不可逆性改变。气道的反复感染、低氧血症和/或高碳酸血症等一系列体液因子和肺血管的变化,使肺血管阻力增加和肺动脉血管重构、血容量增多和血液黏稠度增加,导致肺动脉高压,而肺动脉高压的形成是肺心病发生的关键因素。

二、临床表现

本病发展缓慢,临床上除原有肺、心疾病的各种症状和体征外,主要是逐步出现的肺、心功能衰竭和其他器官损害的表现。

(一)肺、心功能代偿期

1.症状

咳嗽、咳痰、气促,活动后有心悸、呼吸困难、乏力和活动耐力下降。急性感染可使上述症状加重。少有胸痛或咯血。

2.体征

可有不同程度的发绀和肺气肿体征。偶有干、湿性啰音,心音遥远。肺动脉

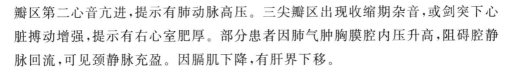

瓣区第二心音亢进,提示有肺动脉高压。三尖瓣区出现收缩期杂音,或剑突下心脏搏动增强,提示有右心室肥厚。部分患者因肺气肿胸膜腔内压升高,阻碍腔静脉回流,可见颈静脉充盈。因膈肌下降,有肝界下移。

(二)肺、心功能失代偿期

1.呼吸衰竭

(1)症状:呼吸困难加重,夜间为甚,常有头痛、失眠、食欲下降,但白天嗜睡,甚至表现出表情淡漠、神志恍惚、谵妄等肺性脑病的表现。

(2)体征:明显发绀,球结膜充血、水肿,严重时可有视网膜血管扩张、视盘水肿等颅内压升高的表现。腱反射减弱或消失,出现病理反射。因高碳酸血症可出现周围血管扩张的表现,如皮肤潮红、多汗。

2.右心衰竭

(1)症状:气促更明显,心悸、气急、腹胀、食欲缺乏、恶心、呕吐等。

(2)体征:发绀更明显,颈静脉怒张,心率增快,可出现心律失常,三尖瓣区可闻及收缩期杂音,甚至出现舒张期杂音。肝大伴压痛、肝颈静脉回流征阳性、下肢水肿,严重者有腹水。少数患者可出现肺水肿及全心衰竭的体征。

(三)并发症

由于低氧血症和高碳酸血症,使多个重要脏器受累,出现严重并发症,如肺性脑病、酸碱失衡及电解质紊乱、心律失常、休克、消化道出血、弥散性血管内凝血等。

三、辅助检查

(一)胸部 X 线检查

除原发病的 X 线征象外,尚有肺动脉高压和右心室肥大的征象。

(二)心电图检查

主要为右心室肥大的改变。

(三)血气分析

出现低氧血症、高碳酸血症,当 $PaO_2 < 8.0$ kPa(60 mmHg),$PaCO_2 > 6.6$ kPa(50 mmHg)时,提示呼吸衰竭。

(四)血液检查

红细胞和血红蛋白升高,全血黏度和血浆黏度增加;并发感染时,白细胞总数增高,中性粒细胞增加。部分患者血清学检查有肾功能、肝功能的异常及电解质紊乱。

(五)其他检查

肺功能检查对早期或缓解期肺心病患者有意义。痰细菌学检查对急性加重期肺心病指导抗生素的选用。

四、诊断要点

有慢性支气管、肺、胸疾病的病史,有肺动脉高压、右心室肥大或伴有右心功能不全的表现,结合实验室检查,可做出诊断。但需排除其他心脏病的存在,如冠心病、风心病等。

五、治疗要点

(一)急性加重期

1.控制感染

社区获得性感染以革兰氏阳性菌占多数,医院感染则以革兰氏阴性菌为主。选用两者兼顾的抗生素,如青霉素类、氨基糖苷类、喹诺酮类及头孢菌素类等控制感染。

2.合理用氧

纠正缺氧和二氧化碳潴留,维持呼吸道通畅,改善呼吸功能。

3.控制心力衰竭

慢性肺心病患者一般在积极控制感染,改善呼吸功能后,心力衰竭便能得到改善;对治疗无效的重症患者,适当选用利尿、强心或血管扩张药物控制心力衰竭。

(1)利尿药:以缓慢、小量和间歇用药为原则。常用药物有氢氯噻嗪;尿量多时需加用10%的氯化钾,或选用保钾利尿药,如氨苯喋定。重度或需要快速利尿者,肌内注射或口服呋塞米。

(2)强心剂:宜选用速效、排泄快的制剂,剂量宜小。常用药物有毒毛花苷 K 0.125～0.25 mg,或毛花苷 C 0.2～0.4 mg 加入 10% 葡萄糖溶液内缓慢静脉推注。

(3)控制心律失常:一般经过治疗肺心病的感染、缺氧后,心律失常自行消失;如果持续存在,根据心律失常的类型选用药物。

(二)缓解期

以中西医结合的综合措施为原则,防治原发病,去除诱发因素,避免或减少急性发作,提高机体免疫功能,延缓病情的发展。

六、常用护理诊断

(一)气体交换受损

气体交换受损与呼吸道阻塞、呼吸面积减少引起通气和换气功能障碍有关。

(二)清理呼吸道无效

清理呼吸道无效与呼吸道感染、痰液过多而黏稠或咳嗽无力有关。

(三)体液过多

体液过多与右心功能不全、静脉回流障碍、静脉压升高有关。

(四)潜在并发症

肺性脑病。

七、护理措施

(一)一般护理

1.休息与活动

急性发作期,卧床休息,取半卧位,减少机体耗氧量,减轻心脏负担。缓解期,在医护人员指导下根据肺心功能状况适当地进行活动,增强体质,改善心肺功能。

2.合理氧疗

翻身、拍背排出呼吸道分泌物,使呼吸道保持通畅,是改善通气功能的一项有效措施。在此基础上持续低流量、低浓度给氧,氧流量 $1\sim2$ L/min,浓度在 $25\%\sim29\%$,可纠正缺氧,并且防止高浓度吸氧抑制呼吸,加重二氧化碳潴留,导致肺性脑病。

3.饮食护理

摄取低盐、低热量、清淡、易消化和富含维生素及纤维的饮食。限制钠盐摄入,液体摄入量限制在 $1\sim1.5$ L/d。根据患者饮食习惯,少量多餐。应用排钾利尿剂的患者注意钾的摄入,鼓励患者多吃含钾高的食物和水果,如香蕉、枣子等,保持大便通畅。

4.皮肤护理

对久病卧床、水肿明显者应加强皮肤护理。避免腿部和踝部交叉受压;保持衣服宽大、柔软;在受压部位垫气圈或海绵垫,有条件者用气垫床;帮助患者抬高下肢,促进静脉回流;定时变换体位,预防压疮。

(二)病情观察

密切观察病情变化,监测生命体征及血气分析。观察呼吸频率、节律、深度及其变化特点。如患者出现点头、提肩等呼吸,或呼吸由深而慢,转为浅而快等不规则呼吸,提示呼吸衰竭。如果患者出现注意力不集中、好言多动、烦躁不安、昼睡夜醒、神志恍惚等,提示肺性脑病的先兆症状,立即报告医师,并协助抢救。

(三)用药护理

1.利尿剂

尽可能在白天给药,以免因频繁排尿而影响患者夜间睡眠。用药后应观察精神症状、痰液黏稠度、有无腹胀、四肢无力等,准确记录液体出入量。过多应用利尿剂可能导致:①脱水使痰液黏稠不易咳出,加重呼吸衰竭。②低钾、低氯性碱中毒,抑制呼吸中枢,通气量降低,耗氧量增加,加重神经精神症状。③血液浓缩增加循环阻力,且易发生弥散性血管内凝血。

2.强心剂

遵医嘱给药,注意药效并观察毒性反应。由于肺心病患者长期处于缺氧状态,对洋地黄类药物耐受性很低,故疗效差、易中毒,用药前注意纠正缺氧。

3.呼吸兴奋剂

遵医嘱使用呼吸兴奋剂。注意保持呼吸道通畅,适当增加吸入氧浓度。用药过程中如出现恶心、呕吐、震颤,甚至惊厥,提示药物过量,及时通知医师。

(四)心理护理

关爱患者,多与患者交谈,给予患者理解与支持,鼓励患者积极配合治疗与护理,树立信心;教会自我护理,避免各种诱发因素,保护肺、心功能;动员患者的家人与亲友多陪护探视,增强患者的支持系统。

(五)健康教育

1.疾病知识指导

使患者和家属了解疾病发生、发展过程及防止原发病的重要性,减少反复发作的次数。积极防治原发病,避免和防治各种可能导致病情急性加重的诱因。坚持家庭氧疗等。

2.生活指导

加强饮食营养,以保证机体康复的需要。病情缓解期应根据肺、心功能及体力情况进行适当的体育锻炼和呼吸功能锻炼,如散步、气功、太极拳、腹式呼吸、缩唇呼吸等,改善呼吸功能,提高机体免疫功能。

3.用药指导

向患者介绍药物的用法和注意事项,观察疗效及不良反应。

4.自我监测指导

告知患者及家属病情变化的征象,如体温升高、呼吸困难加重、咳嗽剧烈、咳痰不畅、尿量减少、水肿明显或发现患者神志淡漠、嗜睡、躁动、口唇发绀加重等,均提示病情变化或加重,需及时就医诊治。

第四节 心 力 衰 竭

心力衰竭是由于心脏收缩机能及/或舒张功能障碍,不能将静脉回心血量充分排出心脏,造成静脉系统淤血及动脉系统血液灌注不足,而出现的综合征。

一、病因

(一)基本病因

1.心肌损伤

任何大面积(大于心室面积的40%)的心肌损伤都会导致心脏收缩及/或舒张功能的障碍。

2.心脏负荷过重

压力负荷(后负荷)过重,心脏排血阻力增大,心排血量降低,心室收缩期负荷过度,引起心室肥厚性心力衰竭;容量负荷(前负荷)过重,心脏舒张期容量增大,心排血量降低,引起心室扩张性心力衰竭。

3.机械障碍

腱索或乳头肌断裂,心室间隔穿孔,心脏瓣膜严重狭窄或关闭不全等引起的心脏机械功能衰退,导致心力衰竭。

4.心脏负荷不足

如缩窄性心包炎,大量心包积液,限制性心肌病等,使静脉血液回心受限,因而心室心房充盈不足,腔静脉及门脉系统淤血,心排血量降低。

5.血液循环容量过多

如静脉过多过快输液,尤其在无尿少尿时超量输液,急性或慢性肾炎引起高度水钠潴留,高度水肿等均引起血液循环容量急剧膨胀而致心力衰竭。

(二)诱发因素

1.感染

感染可增加基础代谢,增加机体耗氧,增加心脏排血量而诱发心力衰竭,尤其呼吸道感染较多见。

2.体力过劳

正常心脏在体力活动时,随身体代谢增高心脏排血量也随之增加。而有器质性心脏病患者体力活动时,心率增快,心肌耗氧量增加,心排血量减少,冠状动脉血液灌注不足,导致心肌缺血,心慌气急,诱发心力衰竭。

3.情绪激动

情绪激动促使儿茶酚胺释放,心率增快,心肌耗氧增加,动脉与静脉血管痉挛,增加心脏前后负荷而诱发心力衰竭。

4.妊娠与分娩

风湿性心脏病或先天性心脏病患者,心功能低下,在妊娠 32～34 周,分娩期及产褥期最初3天内心脏负荷最重,易诱发心力衰竭。

5.动脉栓塞

心脏病患者长期卧床,静脉系统长期处于淤血状态,容易形成血栓,一旦血栓脱落导致肺栓塞,加重肺循环阻力诱发心力衰竭。

6.水、钠摄入量过多

心功能减退时,肾脏排水排钠机能减弱,如果水、钠摄入量过多可引起水钠潴留,血容量扩增。

7.心律失常

心动过速可使心脏无效收缩次数增加而加重心脏负荷;心脏舒张期缩短使心室充盈受限进而降低心排血量,同时心脏氧渗透期缩短不利于心肌代谢。

8.冠脉痉挛

冠状动脉粥样硬化,易发生冠脉痉挛,引起心肌缺血导致心脏收缩或舒张功能障碍。

9.药物反应

因用药或停药不当导致的心力衰竭或心力衰竭恶化不在少数。慢性心力衰竭不该停用强心剂而停用,服用过量洋地黄、利尿药或抗心律失常药,都可导致心力衰竭恶化。

二、病理生理

(一)心脏的代偿机制

正常心脏有比较充足的储备能力,以适应一般生活需要所增加的心脏负担。当心脏功能减退,心排血量降低不足以供应机体需要时,机体将同时通过神经、体液等机制进行调整,力争恢复心排血量。

(1)反射性交感神经兴奋,迷走神经抑制,代偿性心率加快及心肌收缩力加强,以维持心排血量。由于交感神经兴奋,周围血管及,小动脉收缩可使血压维持正常而不随心排血量降低而下降;小静脉收缩可使静脉回心血量增加,从而使心搏血量增加。

(2)心肌肥厚:长期的负荷加重,使心肌肥厚和心室扩张,维持心排血量。然而,扩大和肥厚的心脏虽然完成较多的工作,但它耗氧量也随之增加,可是心肌内毛细血管数量并没有相应的增加,所以,扩大肥厚的心肌细胞相对的供血不足。

(3)心率增快:心率加快在一定范围内使心排血量增加,但如果心率太快则心脏舒张期显著缩短,使心室充盈不足,导致心排血量降低及静脉淤血加重。

(二)心脏的失代偿机制

当心脏储备力耗损至不能适应机体代谢的需要时,心功能便由代偿转为失代偿阶段,即心力衰竭。

心力衰竭时,心排血量相对或绝对的降低,一方面供给各器官的血流不足,引起各器官组织的功能改变,血液重新分配,首先为保证心、脑、肾血液供应,皮肤、内脏、肌肉的供血相应有较大的减少。肾血流量减少时,可使肾小球滤过率降低和肾素分泌增加,进而促使肾上腺皮质的醛固酮分泌增加,引起水、钠潴留,血容量增加,静脉和毛细血管充血和压力增加。另一方面,心脏收缩力减弱,不能完全排出静脉回流的血液,心室收缩末期残留血量增多,心室舒张末期压力升高,遂使静脉回流受阻,引起静脉淤血和静脉压力升高,从而引起外周毛细血管的漏出增加,水分渗入组织间隙引起各脏器淤血水肿;肝脏淤血时对醛固酮的灭活减少;以及抗利尿激素分泌增加,肾排水量进一步减少,水、钠潴留进一步加重,这也是水肿发生和加重的原因。

根据心脏代偿功能发挥的情况及失代偿的程度,可将心力衰竭分为三度,或心功能Ⅳ级。

Ⅰ级:有心脏病的客观证据,而无呼吸困难,心悸,水肿等症状。(心功能代

偿期)

Ⅱ级:日常劳动并无异常感觉,但稍重劳动即有心悸,气急等症状。(心力衰竭Ⅰ度)

Ⅲ级:普通劳动亦有症状,但休息时消失。(心力衰竭Ⅱ度)

Ⅳ级:休息时也有明显症状,甚至卧床仍有症状。(心力衰竭Ⅲ度)

三、临床表现

心力衰竭在早期可仅有一侧衰竭,临床上以左心力衰竭为多见,但左心力衰竭后,右心也相继发生功能损害,最后导致全心力衰竭。临床表现的轻重,常依病情发展的快慢和患者的耐受能力的不同而不同。

(一)左心衰竭

1.呼吸困难

轻症患者自觉呼吸困难,重者同时有呼吸困难和短促的征象。早期仅发生于劳动或运动时,休息后很快消失。这是由于劳动促使回心血量增加,肺淤血加重的缘故。随着病情加重,轻度劳动即感到呼吸困难,严重者休息时亦感呼吸困难,以致被迫采取半卧位或坐位,为端坐呼吸。

2.阵发性呼吸困难

多发生于夜间,故又称为阵发性夜间性呼吸困难。患者常在熟睡中惊醒,出现严重呼吸困难及窒息感,被迫坐起,咳嗽频繁,咯粉红色泡沫样痰液。轻者数分钟,重者经1~2小时逐渐停止。阵发性呼吸困难的发生原因,可能为:①睡眠时平卧位,回心血量增加,超过左心负荷的限度,加重了肺淤血。②睡眠时,膈肌上升,肺活量减少。③夜间迷走神经兴奋性增高,使冠状动脉和支气管收缩,影响了心肌的血液供应,发生支气管痉挛,降低心肌收缩性能和肺通气量,肺淤血加重。④熟睡时中枢神经敏感度降低,因此,肺淤血必须达到一定程度后方能使患者因气喘惊醒。

3.急性肺水肿

急性肺水肿是左心力衰竭的重症表现,是阵发性呼吸困难的进一步发展。常突然发生,呈端坐呼吸,表情焦虑不安,频频咳嗽,咯大量泡沫状或血性泡沫性痰液,严重时可有大量泡沫样液体由鼻涌出,面色苍白,口唇青紫,皮肤湿冷,两肺布满湿啰音及哮鸣音,血压可下降,甚至休克。

4.咳嗽和咯血

咳嗽和咯血为肺泡和支气管黏膜淤血所致,多与呼吸困难并存,咯白色泡沫样黏痰或血性痰。

5.其他症状

可有疲乏无力、失眠、心悸、发绀等。严重患者脑缺氧缺血时可出现陈-施氏呼吸、嗜睡、眩晕、意识丧失、抽搐等。

6.体征

除原有心脏病体征外,可有舒张期奔马律、交替脉、肺动脉瓣区第 2 心音亢进。轻症肺底部可听到散在湿性啰音,重症则湿啰音满布全肺。有时可伴哮鸣音。

7.X 线及其他检查

X 线检查,可见左心扩大及肺淤血,肺纹理增粗。急性肺水肿时可见由肺门伸向肺野呈蝶形的云雾状阴影。心电图检查可出现心率快及左心室肥厚图形。臂舌循环时间延长(正常 10～15 秒),臂肺时间正常(4～8 秒)。

(二)右心衰竭

1.水肿

皮下水肿是右心衰竭的典型症状。在水肿出现前,由于体内已有钠、水潴留,体液潴留达5 kg以上才出现水肿,故多只有体重增加。水肿多先见于下肢,卧床患者则在腰,背及骶部等低重部位明显,呈凹陷性水肿。重症则波及全身。水肿多于傍晚发生或加重,休息一夜后消失或减轻,伴有夜间尿量增加。这是由于夜间休息时,回心血量比白天活动时增多,心脏能将静脉回流血量排出,心室收缩末期残留血量减少,静脉和毛细血管压力有所减轻,因而水肿减轻或消退。

少数患者可出现胸腔积液和腹水。胸腔积液可同时见于左、右两侧胸腔,但以右侧较多,其原因不甚明了。由于壁层胸膜静脉回流体静脉,而脏层胸膜静脉血流入肺静脉,因而胸腔积液多见于左右心衰竭并存时。腹水多由心源性肝硬化引起。

2.颈静脉怒张和内脏淤血

坐位或半卧位时可见颈静脉怒张,其出现常较皮下水肿或肝大出现为早,同时可见舌下、手臂等浅表静脉异常充盈。肝大并压痛可先于皮下水肿出现。长期肝淤血,缺氧,可引起肝细胞变性、坏死,并发展为心源性肝硬化,肝功能检查异常或出现黄疸。若有三尖瓣关闭不全并存,肝脏触诊呈扩张性搏动。胃肠道淤血常引起消化不良,食欲减退,腹胀,恶心和呕吐等症状。肾淤血致尿量减少,尿中可有少量蛋白和细胞。

3.发绀

右心衰竭患者多有不同程度发绀,首先见于指端,口唇和耳郭,较单纯左心功能不全者为显著,其原因除血红蛋白在肺部氧合不全外,与血流缓慢,组织自身毛细血管中吸取较多的氧而使还原血红蛋白增加有关。严重贫血者则不出现发绀。

4.神经系统症状

可有神经过敏,失眠,嗜睡等症状。重者可发生精神错乱,可能是脑出血,缺氧或电解质紊乱等原因引起。

5.心脏及其他检查

主要为原有心脏病体征,由于右心衰竭常继发于左心力衰竭的基础上,因而左、右心均可扩大。右心扩大引起了三尖瓣关闭不全时,在三尖瓣音区可听到收缩期吹风样杂音。静脉压增高。臂肺循环时间延长,因而臂舌循环时间也延长。

(三)全心力衰竭

左、右心功能不全的临床表现同时存在,但患者或以左心力衰竭的表现为主或以右心衰竭的表现为主,左心力衰竭肺充血的临床表现可因右心衰竭的发生而减轻。

四、护理

(一)护理要点

(1)减轻心脏负担,预防心力衰竭的发生。

(2)合理使用强心,利尿,扩血管药物,改善心功能。

(3)密切观察病情变化,及时救治急性心力衰竭。

(4)健康教育。

(二)减轻心脏负担,预防心力衰竭

休息可减少全身肌肉活动,减少氧的消耗,也可减少静脉回心血量及减慢心率,从而减轻心脏负担。根据患者病情适当安排其生活和劳动,可以尽量减轻心脏负荷。对于轻度心力衰竭患者,可仅限制其体力活动,并规定充分的午睡时间或较正常人多一些的夜间睡眠时间。较重的心力衰竭患者均应卧床休息,并尽可能使卧床休息患者的体位舒适。当心力衰竭表现有明显改善时,应尽快允许和鼓励患者逐渐恢复体力活动,恢复体力活动的速度和程度视患者心力衰竭的严重程度和发作时间的长短及患者对治疗的反应等而定。如心脏功能已完全恢复正常或接近正常,则每天可作轻度的体力活动。

饮食应少食多餐,给予低热量、多维生素、易消化食物,避免过饱,加重心脏负担。目前由于利尿剂应用方便。对钠盐限制不必过于严格,一般轻度心力衰竭患者每天摄入食盐 5 g 左右(正常人每天摄入食盐 10 g 左右),中度心力衰竭患者给予低盐饮食(含钠 2～4 g),重度心力衰竭患者给予无钠饮食。如果经一般限盐、利尿,病情未能很好控制者,则应进一步严格限盐,摄入量不超过 1 g。饮水量一般不加限制,仅在并发稀释性低钠血症者,限制每天入水量 500 mL 左右。

(三)合理使用强心药物并观察毒性反应

洋地黄类强心苷是目前治疗心力衰竭的主要药物,能直接加强心肌收缩力,增加心排血量,从而使心脏收缩末期残余血量减少,舒张末期压力下降,有利于缓解各器官的淤血,增加尿量,减慢心率。常用的给药方法:负荷量加维持量,在短期内,1～3 天给予一定的负荷量,以后每天用维持量,适用于急性心力衰竭,较重的心力衰竭或需尽快控制病情的患者;单用维持量,近年来证实,洋地黄类药物治疗剂量的大小与其增强心肌收缩力作用呈线性关系,故对较轻的心力衰竭和易发生中毒的患者可用较小的剂量,而不采用惯用的洋地黄负荷量法,尤其对慢性心力衰竭更适用。

洋地黄用量的个体差异大,且治疗剂量与中毒剂量较接近,故用药期间需要密切观察洋地黄的毒性反应。洋地黄毒性反应有以下几种。①消化道反应:食欲缺乏、恶心、呕吐、腹泻等。②神经系统反应:头痛、眩晕,视觉改变(黄视或绿视)。③心脏反应:可发生各种心律失常,常见的心律失常类型为:室性期前收缩,尤其是呈二联、三联或呈多源性者。其他有房性心动过速伴有房室传导阻滞,交界性心动过速,各种不同程度的房室传导阻滞,室性心动过速,心房纤维颤动等。④血清洋地黄含量:放射性核素免疫法测定血清地高辛含量<2.0 ng/mL,或洋地黄毒苷<20 μg/mL 为安全剂量。中毒者多数大于以上浓度。

使用洋地黄类药物时注意事项有以下 6 点。①服药前要先了解病史,如询问已用洋地黄情况,利尿剂的使用情况及电解质浓度如何,如果存在低钾,低镁易诱发洋地黄中毒。②心力衰竭反复发作,严重缺氧,心脏明显扩大的患者对洋地黄药物耐受性差,宜小剂量使用。③询问有无合并使用增加或降低洋地黄敏感性的药物,如普萘洛尔、利血平、利尿剂、抗甲状腺药物、维拉帕米、胺碘酮、肾上腺素等可增加洋地黄敏感性;而考来烯胺,抗酸药物,降胆固醇药及巴比妥类药则可降低洋地黄敏感性。④了解肝脏肾脏功能,地高辛主要自肾脏排泄,肾功能不全的,宜减少用量;洋地黄毒苷经肝脏代谢胆管排泄,部分转化为地高辛。⑤密切观察洋地黄毒性反应。⑥静脉给药时应用 5%～20% 的 GS 溶液稀释,混匀后缓慢静脉推注,一般不少于 15 分钟,用药时注意听诊心率及节律的变化。

(四)观察应用利尿剂后的反应

慢性心力衰竭患者,首选噻嗪类药,采用间歇用药,即每周固定服药 2～3 天,停用 4～5 天。若无效可加服氨苯蝶啶或螺内酯。如果上两药联用效果仍不理想可以呋塞米代替噻嗪类药物。急性心力衰竭或肺水肿者,首选呋塞米或依他尼酸或汞撒利等快速利尿药。在应用利尿剂 1 小时后,静脉缓慢注射氨茶碱 0.25 g,可增加利尿效果。应用利尿剂后要密切观察尿量,每天测体重,准确记录 24 小时液体出入量,大量利尿者应测血压,脉搏和抽血查电解质,观察有无利尿过度引起的脱水,低血容量和电解质紊乱的表现,尤其是应用排钾利尿剂后有无乏力、恶心、呕吐、腹胀等低钾表现。对于利尿反应差者,应找出利尿不佳的原因,如了解肾脏功能情况,是否存在低血压、低血钾、低血镁或稀释性低钠血症,及用药是否合理等。

(五)合理使用扩血管药物并观察用药反应

血管扩张剂可以扩张周围小动脉,减轻心脏排血时的阻力,而减轻心脏后负荷;又可以扩张周围静脉,减少回心血量,减轻心脏前负荷,进而改善心功能。常用的扩张静脉为主的药物有:硝酸甘油、硝酸酯类及吗啡类药物;扩张动脉为主的药物有:平胺唑啉、肼苯达嗪、硝苯地平;兼有扩张动脉和静脉的药物有:硝普钠、哌唑嗪及卡托普利等。在开始使用血管扩张剂时,要密切观察病情和用药前后血压,心率的变化,慎防血管扩张过度,心脏充盈不足,血压下降,心率加快等不良反应。用血管扩张药应注意,应从小剂量开始,用药前后对比心率,血压变化情况或床边监测血流动力学。根据具体情况,每 5～10 分钟测量 1 次,若用药后血压较用药前降低 1.33～2.66 kPa,应谨慎调整药物浓度或停用。

(六)急性肺水肿的救治及护理

急性肺水肿为急性左心功能不全或急性左心力衰竭的主要表现。多因突发严重的左心室排血不足或左心房排血受阻引起肺静脉及肺毛细血管压力急剧升高所致。当肺毛细血管压升高超过血浆胶体渗透压时,液体即从毛细血管漏到肺间质、肺泡甚至气道内,引起肺水肿。典型发作表现为突然严重气急,每分钟呼吸可达 30～40 次,端坐呼吸,阵阵咳嗽,面色苍白,大汗,常咯出泡沫样痰,严重者可从口腔和鼻腔内涌出大量粉红色泡沫液体。发作时心率、脉搏增快,血压在起始时可升高,以后降至正常或低于正常。两肺内可闻及广泛的水泡音和哮鸣音。心尖部可听到奔马律。

1.治疗原则

(1)减少肺循环血量和静脉回心血量。

(2)增加心搏量,包括增强心肌收缩力和降低周围血管阻力。

(3)减少血容量。

(4)减少肺泡内液体漏出,保证气体交换。

2.护理措施

(1)使患者取坐位或半卧位,两腿下垂,减少下肢静脉回流,减少回心血量。

(2)立即皮下注射吗啡 10 mg 或哌替啶 50~100 mg,使患者安静及减轻呼吸困难。但对昏迷、严重休克、有呼吸道疾病或痰液极多者忌用,年老,体衰,瘦小者应减量。

(3)改善通气-换气功能,轻度肺水肿早期高流量氧气吸入,开始是 2~3 L/min,以后逐渐增至4~6 L/min,氧气湿化瓶内加 75 % 酒精或选用有机硅消泡沫剂,以降低肺泡内泡沫的表面张力,使泡沫破裂,改善通气功能。肺水肿明显出现即应作气管插管进行加压辅助呼吸,改善通气与氧的弥散,减少肺内分流,提高血氧分压。肺水肿基本控制后,可采用呼吸机间歇正压呼吸,如果动脉血氧分压<9.31 kPa时,可改为持续正压呼吸。

(4)速给毛花苷 C 0.4 mg 或毒毛旋花子苷 K 0.25 mg,加入葡萄糖溶液中缓慢静脉推注。

(5)快速利尿,如呋塞米 20~40 mg 或依他尼酸 25 mg 静脉注射。

(6)静脉注射氨茶碱 0.25 g 用 50%葡萄糖液 20~40 mL 稀释后缓慢注入,减轻支气管痉挛,增加心肌收缩力和促进尿液排出。

(7)氢化可的松 100~200 mg 或地塞米松 10 mg 溶于葡萄糖中静脉注射。

(七)健康教育

随着人们生活水平的不断提高,人们对生活质量的要求也越来越高。心力衰竭的转归及治愈程度将直接影响患者的生活质量,预防心力衰竭发生以保证患者的生活质量就显得更为重要。首先要避免诱发因素,如气候转换时要预防感冒,及时添加衣服;以乐观的态度对待生活,情绪平稳,不要大起大落过于激动;体力劳动不要过重;适当掌握有关的医学知识以便自我保健等。其次,对已明确心功能Ⅱ级、Ⅲ级的患者要按一般治疗标准,合理正确按医嘱服用强心、利尿、扩血、管药物,注意休息和营养,并定期门诊随访。

第三章 内分泌科护理

第一节 糖 尿 病

糖尿病是一常见的代谢内分泌疾病,可分为原发性和继发性两类。原发者简称糖尿病,其基本病理生理改变为胰岛素分泌绝对或相对不足,从而引起糖、脂肪和蛋白质代谢紊乱。临床以血糖升高、糖耐量降低和尿糖以及多尿、多饮、多食和消瘦为特点。长期血糖控制不良可并发血管、神经、眼和肾脏等慢性并发症,急性并发症中以酮症酸中毒和高渗非酮性昏迷最多见和最严重。糖尿病的患病率在国内为2%～3.6%。继发性糖尿病又称症状性糖尿病,大多继发于拮抗胰岛素的内分泌疾病。

一、病因

本病病因至今未明,目前认为与下列因素有关。

(一)遗传因素

遗传因素在糖尿病发病中的重要作用较为肯定,但遗传方式不清。糖尿病患者,尤其成年发病的糖尿病患者有明显的遗传因素已在家系调查中得到证实。同卵孪生子,一个发现糖尿病,另一个发病的机会就很大。

(二)病毒感染

尤以柯萨奇病毒 B、巨细胞病毒、心肌炎、脑膜炎病毒感染后,导致胰岛 β 细胞破坏致糖尿病。幼年型发病的糖尿病患者与病毒感染致胰岛功能减退关系更为密切。

(三)自身免疫紊乱

糖尿病患者常发现同时并发其他自身免疫性疾病,如甲亢、慢性淋巴细胞性甲状腺炎等。此外,在部分糖尿病患者血清中可发现抗胰岛细胞的抗体。

(四)胰高血糖素过多

胰岛细胞分泌胰高血糖素,其分泌受胰岛素和生长激素抑制因子的抑制。糖尿病患者常发现胰高血糖素水平增高,故认为糖尿病除有胰岛素相对或绝对不足外,还有胰高血糖素的分泌增多。

(五)其他因素

现公认的现代生活方式、摄入的热量过高而体力活动减少导致肥胖、紧张的生活工作节奏、社会、精神等应激增加等都与糖尿病的发病有密切的关系。

二、糖尿病的分类

(一)1型糖尿病

1型糖尿病其特征为起病较急,三多一少症状典型,有酮症倾向,体内胰岛素绝对缺乏,故必须用胰岛素治疗,多为幼年发病。多伴特异性免疫或自身免疫反应,血中抗胰岛细胞抗体阳性。

(二)2型糖尿病

2型糖尿病多为成年起病,症状不典型,病情进展缓慢。对口服降糖药反应好,但后期可因胰岛β细胞功能衰竭而需胰岛素治疗。本型中有部分糖尿病患者幼年起病、肥胖、有明显遗传倾向,无须胰岛素治疗,称为幼年起病的成年型糖尿病(MODY)。2型糖尿病中体重超过理想体重的20%为肥胖型,余为非肥胖型。

(三)与营养失调有关的糖尿病(MROM,3型)

近年来在热带、亚热带地区发现一些糖尿病患者表现为营养不良、消瘦;需要但不完全依赖胰岛素,对胰岛素的需要量大,且不敏感,但不易发生酮症。发病年龄在10～35岁,有些病例常伴有胰腺炎,提示糖尿病为胰源性,已发现长期食用一种高碳水化合物、低蛋白的木薯与Ⅲ型糖尿病有关。该型中至少存在两种典型情况。

1.纤维结石性胰性糖尿病(FCPD)

小儿期有反复腹痛发作史,病理可见胰腺弥漫性纤维化及胰管的钙化。我国已有该型病例报道。

2.蛋白缺乏性胰性糖尿病(PDPD)

PDPD该型无反复腹痛既往史,有胰岛素抵抗性但无胰管内钙化或胰管扩张。

(四)其他类型(继发性糖尿病)

(1)因胰腺损伤、胰腺炎、肿瘤、外伤、手术等损伤了胰岛,引起糖尿病。

(2)内分泌疾病引起的糖尿病:如继发于库欣综合征、肢端肥大症、嗜铬细胞瘤、甲状腺功能亢进症等,升糖激素分泌过多。

(3)药物或化学物质损伤了胰岛 β 细胞引起糖尿病。

(4)胰岛素受体异常。

(5)某些遗传性综合征伴发的糖尿病。

(6)葡萄糖耐量异常:一般无自觉症状,多见于肥胖者。葡萄糖耐量显示血糖水平高于正常人,但低于糖尿病的诊断标准。有报道,对这部分人跟踪观察,其中 50% 最终转化为糖尿病。部分经控制饮食减轻体重,可使糖耐量恢复正常。

(7)妊娠糖尿病(GDM):指妊娠期发生的糖尿病或糖耐量异常。多数患者分娩后,糖耐量可恢复正常,约 1/3 患者以后可转化为真性糖尿病。

三、临床表现

(一)代谢紊乱综合征

1.1 型糖尿病

1 型糖尿病以青少年多见,起病急,症状有口渴、多饮、多尿、多食、善饥、乏力,组织修复力和抵抗力降低,生长发育障碍等,易发生酮症酸中毒。

2.2 型糖尿病

40 岁以上,体型肥胖的患者多发。症状较轻,有些患者空腹血糖正常,仅进食后出现高血糖,尿糖阳性。部分患者饭后胰岛素分泌持续增加,3~5 小时后甚至引起低血糖。在急性应激情况下,患者亦可能发生酮症酸中毒。

(二)糖尿病慢性病变

1.心血管病变

大、中动脉硬化主要侵犯主动脉、冠状动脉、大脑动脉、肾动脉和肢体外周动脉,引起冠心病(心肌梗死)、脑血栓形成、肾动脉硬化、肢体动脉硬化等。患病年龄较轻,病情进展也较快。冠心病和脑血管意外的患病率较非糖尿病者高 2~3 倍,是近代糖尿病的主要死因。肢体外周动脉硬化常以下肢动脉病变为主,表现为下肢疼痛、感觉异常和间歇性跛行等症状,严重者可导致肢端坏疽,糖尿病者肢端坏疽的发生率约为正常人的 70 倍,我国少见。心脏微血管病变及心肌代谢紊乱,可导致心肌广泛损害,称为糖尿病性心肌病。其主要表现为心律失常、心力衰竭、猝死。

2.糖尿病性肾病变

糖尿病史超过 10 年者合并肾脏病变较常见,主要表现在糖尿病性微血管病变,毛细血管间肾小球硬化症,肾动脉硬化和慢性肾盂肾炎。毛细血管间肾小球硬化症表现为蛋白尿、水肿、高血压,1 型糖尿病患者约 40% 死于肾衰竭。

3.眼部病变

糖尿病患者眼部表现较多,血糖增高可使晶体和眼液(房水和玻璃体)中葡萄糖浓度也相应增高,临床表现为视觉模糊、调节功能减低、近视、玻璃体混浊和白内障。最常见的是糖尿病视网膜病变。糖尿病病史超过 10 年,半数以上患者出现这些并发症,并可有小静脉扩张、水肿、渗出、微血管病变,严重者可导致失明。

4.神经病变

神经病变最常见的是周围神经病变,病程在 10 年以上者 90% 以上均出现。临床表现为对称性长袜形感觉异常,轻者为对称性麻木、触觉过敏、蚁行感。典型症状是针刺样或烧灼样疼痛,卧床休息时明显,活动时可稍减轻,以致患者不能安宁,触觉和疼觉在晚期减退是患者肢端易受创伤的原因。亦可有运动神经受累,肌张力低下、肌力减弱、肌萎缩等晚期运动神经损害的表现。自主神经损害表现为直立性低血压、瞳孔小而不规则、光反射消失、泌汗异常、心动过速、胃肠功能失调、胃张力降低、胃内容物滞留、便秘与腹泻交替、排尿异常、尿潴留、尿失禁、性功能减退、阳痿等。

5.皮肤及其他病变

皮肤感染极为常见,如疖、痈、毛囊炎。真菌感染多见于足部感染,阴道炎、肛门周围脓肿。

四、实验室检查

(1)空腹尿糖、餐后 2 小时尿糖阳性。

(2)空腹血糖＞7 mmol/L,餐后 2 小时血糖＞11.1 mmol/L。

(3)血糖、尿糖检查不能确定糖尿病诊断时,可作口服葡萄糖耐量试验,如糖耐量减低,又能排除非糖尿病所致的糖耐量降低的因素,则有助于糖尿病的诊断。

(4)血浆胰岛素水平:胰岛素依赖型者,空腹胰岛素水平低于正常值。

五、观察要点

(一)病情判断

糖尿病患者入院后首先要明确患者是属于哪一型的,是1型还是2型。病情的轻重、有无并发症,包括急性和慢性并发症。对于合并急性并发症如糖尿病酮症酸中毒,高渗非酮性昏迷等应迅速抢救,做好给氧、输液、定时检测血糖、血气分析、血电解质及尿糖、尿酮体等检查准备。

(二)胰岛素相对或绝对不足所致代谢紊乱症群观察

(1)葡萄糖利用障碍:由于肝糖原合成降低,分解加速,糖异生增加,临床出现明显高血糖和尿糖,口渴、多饮、多尿,善饥多食症状加剧。

(2)蛋白质分解代谢加速,导致负氮平衡,患者表现为体重下降、乏力,组织修复和抵抗力降低,儿童则出现发育障碍、延迟。

(3)脂肪动用增加,血游离脂肪酸浓度增高,酮体的生成超过组织排泄速度,可发展为酮症及酮症酸中毒。脂肪代谢紊乱可导致动脉粥样硬化,影响眼底动脉、脑动脉、冠状动脉、肾动脉及下肢动脉,发生相应的病变如心肌梗死、脑血栓形成、肾动脉硬化、肢端坏死等。

(三)其他糖尿病慢性病变观察

神经系统症状、视力障碍、皮肤变化,有无创伤、感染等。

(四)生化检验

尿糖、血糖、糖化血红蛋白、血脂、肝功能、肾功能、血电解质、血气分析等。

(五)糖尿病酮症酸中毒观察

1.诱因

常见的诱因是感染、胰岛素中断或减量过多、饮食不当、外伤、手术、分娩、情绪压力、过度疲劳等,对胰岛素的需要量增加。

2.症状

症状有烦渴、多尿、消瘦、软弱加重,逐渐出现恶心、呕吐、脱水,甚至少尿、肌肉疼痛、痉挛。亦可有不明原因的腹部疼痛,中枢神经系统有头痛、嗜睡,甚至昏迷。

3.体征

(1)有脱水征:皮肤干燥,缺乏弹性、眼球下陷。

（2）库斯莫尔呼吸：呼吸深快和节律不整,呼气有酮味(烂苹果味)。

（3）循环衰竭表现：脉细速、四肢厥冷、血压下降甚至休克。

（4）各种反射迟钝、消失,嗜睡甚至昏迷。

4.实验室改变

血糖显著升高＞16.7 mmol/L,血酮增高,二氧化碳结合力降低、尿糖及尿酮体呈强阳性反应,血白细胞增高。酸中毒失代偿期血 pH＜7.35,动脉 HCO_3^- 低于 15 mmol/L,剩余碱负值增大,血 K^+、Na^+、Cl^- 降低。

(六)低血糖观察

1.常见原因

糖尿病患者过多使用胰岛素,口服降糖药物,进食减少,或活动量增加而未增加食物的摄入。

2.症状

头晕、眼花、饥饿感、软弱无力、颤抖、出冷汗、心悸、脉快、严重者出现精神、神经症状甚至昏迷。

3.体征

面色苍白、四肢湿冷、心率加快、初期血压上升后期下降,共济失调,定向障碍甚至昏迷。

4.实验室改变

血糖＜2.78 mmol/L。

(七)高渗非酮性糖尿病昏迷的观察

1.诱因

最常见于老年糖尿病患者,常突然发作。感染、急性胃肠炎、胰腺炎、脑血管意外、严重肾脏疾病、血液透析治疗、手术及服用加重糖尿病的某些药物:如可的松、免疫抑制剂,噻嗪类利尿剂,在病程早期因误诊而输入葡萄糖液,口服大量糖水、牛奶,诱发或促使病情发展恶化,出现高渗非酮性糖尿病昏迷。

2.症状

多尿、多饮、发热、食欲缺乏、恶心、失水、嗜睡、幻觉、上肢震颤、最后陷入昏迷。

3.体征

失水及休克体征。

4.实验室改变

高血糖 ＞ 33.0 mmol/L、高血浆渗透压 ＞ 330 mmol/L、高钠血症

＞155 mmol/L和氮质血症,血酮、尿酮阴性或轻度增高。

六、检查

(一)血糖

关于血糖的监测目前国内大多地区一直用静脉抽取血浆(或离心取血清)测血糖,这对于病情轻,血糖控制满意者,只需数周观察一次血糖者仍是目前常用方法。但这种方法不可能自我监测。近年来袖珍式快速毛细血管血糖计的应用日渐趋普遍,用这种方法就可能由患者自己操作,进行监测。这种测定仪器体积较小,可随身携带,取手指血或耳垂血,只需一滴血,滴在血糖试纸条的有试剂部分,袖珍血糖计的种类很多,从操作来说大致可分两类:一类是要抹去血液的,另一类则不必抹去血液。1分钟左右即可得到血糖结果。血糖监测的频度应该根据病情而定。袖珍血糖计只要操作正确,即可反映血糖水平,但操作不符合要求,如对于要抹去血液的血糖计,如血液抹得不干净、血量不足、计时不准确等可造成误差。国外医院内设有专门的 DM 教员,由高级护师担任,指导患者正确的使用方法、如何校正血糖计、更换电池等。

1.空腹血糖

一般指过夜空腹 8 小时以上,于晨 6～8 时采血测得的血糖。反映了无糖负荷时体内的基础血糖水平。测定结果可受到前 1 天晚餐进食量及成分、夜间睡眠情况、情绪变化等因素的影响。故于测试前晚应避免进食过量或含油脂过高的食物,在保证睡眠及情绪稳定时检测。一般从肘静脉取血,止血带压迫时间不宜过长,应在几秒内抽出血液,以免血糖数值不准确。采血后立即送检。正常人空腹血糖为3.8～6.1 mmol/L,如空腹血糖大于 7 mmol/L,提示胰岛分泌能力减少 3/4。

2.餐后 2 小时血糖

餐后 2 小时血糖指进餐后 2 小时所采取的血糖。有标准餐或随意餐 2 种进餐方式。标准餐是指按统一规定的碳水化合物含量所进的饮食,如 100 g 或 75 g 葡萄糖或 100 g 馒头等;随意餐多指患者平时常规早餐,包括早餐前、后常规服用的药物,为平常治疗效果的 1 个观察指标。均反映了定量糖负荷后机体的耐受情况。正常人餐后 2 小时血糖应小于 7 mmol/L。

3.即刻血糖

根据病情观察需要所选择的时间采血测定血糖,反映了所要观察时的血糖水平。

4.口服葡萄糖耐量试验(OGTT)

观察空腹及葡萄糖负荷后各时点血糖的动态变化,了解机体对葡萄糖的利用和耐受情况,是诊断糖尿病和糖耐量低减的重要检查。①方法:空腹过夜 8 小时以上,于晨 6～8 时抽血测定空腹血糖,抽血后即饮用含 75 g 葡萄糖的溶液(75 g 葡萄糖溶于 250～300 mL,20 ～30 ℃的温开水中,3～5 分钟内饮完),于饮葡萄糖水后 1 小时、2 小时分别采血测定血糖。②判断标准:成人服 75 g 葡萄糖后 2 小时血糖≥11.1 mmol/L 可诊断为糖尿病。血糖在 7～11.1 mmol/L 之间为葡萄糖耐量低减(IGT)。

要熟知本试验方法,并注意以下影响因素。①饮食因素:试验前 3 天要求饮食中含糖量每天不少于150 g。②剧烈体力活动:在服糖前剧烈体力活动可使血糖升高,服糖后剧烈活动可致低血糖反应。③精神因素:情绪剧烈变化可使血糖升高。④药物因素影响:如避孕药、普萘洛尔等应在试验前 3 天停药。此外,采血时间要准确,要及时观察患者的反应。

5.馒头餐试验

原理同 OGTT。本试验主要是对已明确诊断的糖尿病患者,须了解其对定量糖负荷后的耐受程度时选用。也可适用于不适应口服葡萄糖液的患者。准备 100 g 的馒头一个,其中含碳化合物的量约等于 75 g 葡萄糖;抽取空腹血后食用,10 分钟内吃完,从吃第 1 口开始计算时间,分别是于食后 1 小时、2 小时采血测定血糖。结果判断同 OGTT。

(二)尿糖

检查尿糖是诊断糖尿病最简单的方法,正常人每天仅有极少量葡萄糖从尿中排出(小于100 mg/d),一般检测方法不能测出。如果每天尿中排糖量大于 150 mg,则可测出。但除葡萄糖外,果糖、乳糖或尿中一些还原性物质(如吗啡、水杨酸类、水合氯醛、氨基比林、尿酸等)都可发生尿糖阳性。尿糖含量的多少除反映血糖水平外,还受到肾糖阈的影响,故对尿糖结果的判定要综合分析。下面是临床常用的尿糖测定的方法。

1.定性测定

定性测定为较粗糙的尿糖测定方法,依尿糖含量的高低,分为 5 个等级(表 3-1)。因检测方便,易于为患者接受。常用班氏试剂检测法:试管内滴班氏试剂 20 滴加尿液 2 滴煮沸冷却,观察尿液的颜色以判断结果。近年来尿糖试纸亦广泛应用,为患者提供了方便。根据临床需要,常用以下几种测定形式。

表 3-1　尿糖定性结果

颜色	定性	定量(g/dl)
蓝色	0	0
绿色	+<	0.5
黄色	++	0.5~1
橘红	+++	1~2
砖红	++++	>2

2.随机尿糖测定

随机尿糖测定常作为粗筛检查。随机留取尿液测定尿糖,其结果反映测定前末次排尿后至测定时这一段时间所排尿中的含糖量。

3.次尿糖测定

次尿糖测定也称即刻尿糖测定。方法是准备测定前先将膀胱内原有尿液排尽,适量(200 mL)饮水,30 分钟后再留尿测定尿糖,此结果反映了测定当时尿中含糖量,常作为了解餐前血糖水平的间接指标。常用于新入院或首次使用胰岛素的患者、糖尿病酮症酸中毒患者抢救时,可根据三餐前及睡前四次尿糖定性结果,推测患者即时血糖水平,以利随时调整胰岛素的用量。

4.分段尿糖测定

将 1 天(24 小时)按 3 餐进食,睡眠分为 4 个阶段,测定每个阶段尿中的排糖情况及尿量,间接了解机体在 3 餐进餐后及夜间空腹状态下的血糖变化情况,作为调整饮食及治疗药物用量的观察指标。方法为按四段时间分别收集各阶段时间内的全部尿液,测量各段尿量并记录,分别留取四段尿标本 10 mL 测定尿糖。①第 1 段:早餐后至午餐前(上午 7~11 时);②第 2 段:午餐后至晚餐前(上午 11 时~下午 5 时);③第 3 段:晚餐后至睡前(下午 5 时~晚上 10 时);④第 4 段:入睡后至次日早餐前(晚上 10 时~次日上午 7 时)。

5.尿糖定量测定

尿糖定量测定指单位时间内排出尿糖的定量测定。通常计算 24 小时尿的排糖量。此项检查是对糖尿病患者病情及治疗效果观察的一个重要指标。方法如下:留取 24 小时全部尿液收集于一个储尿器内,测量总量并记录,留取 10 mL送检,余尿弃之。或从已留取的四段尿标本中用滴管依各段尿量按比例(50 mL 取 1 滴)吸取尿液,混匀送检即可。经葡萄糖氧化酶法测定每100 mL尿液中含糖量,结果乘以全天尿量(毫升数),再除以 100,即为检查日 24 小时排糖总量。

七、饮食治疗护理

饮食治疗是糖尿病治疗中最基本的措施。通过饮食控制,减轻胰岛 β 细胞负担,以求恢复或部分恢复胰岛的分泌功能,对于年老肥胖者饮食治疗常常是主要或单一的治疗方法。

(一)饮食细算法

1.计算出患者的理想体重

身高(cm)−105=体重(kg)。

2.饮食总热量的估计

根据理想体重和工作性质,估计每天所需总热量。

儿童、孕妇、乳母、营养不良及消瘦者、伴有消耗性疾病者应酌情增加;肥胖者酌减,使患者体重逐渐下降到正常体重±5%。

3.食物中糖、蛋白质、脂肪的分配比例

蛋白质按成人每天每千克体重 $(1\sim1.5)\times10^{-3}kg$ 计算,脂肪每天每千克体重 $(0.6\sim1)\times10^{-3}kg$,从总热量中减去蛋白质和脂肪所供热量,余则为糖所提供的热量。总括来说:糖类占饮食总热量的 50%~60%,蛋白质占 12%~15%,脂肪约占 30%。但近来有实验证明,在总热量不变的情况下,增加糖供热量的比例,即糖类占热量的 60%~65%,对糖尿病的控制有利。此外,在糖类食物中,以高纤维碳水化合物更为有利。

4.热量分布

三餐热量分布约 1/5、2/5、2/5 或 1/3、1/3、1/3,亦可按饮食习惯和病情予以调整,如可以分为四餐等。

(二)饮食粗算法

(1)肥胖患者,每天主食 4~6 两(200~300 g),副食中蛋白质约 30~60 g,脂肪 25 g。

(2)体重在正常范围者:轻体力劳动每天主食 250~400 g,重体力劳动,每天主食 400~500 g。

(三)注意事项

(1)首先向患者阐明饮食治疗的目的和要求,使患者自觉遵守医嘱按规定进食。

（2）应严格定时进食，对于使用胰岛素治疗的患者，尤应注意。如因故不能进食，餐前应暂停注射胰岛素，注射胰岛素后，要定时进食。

（3）除三餐主食外，糖尿病患者不宜食用糖和糕点甜食。水果含糖量多，病情控制不好时应禁止食用；病情控制较好，可少量食用。医护人员应劝说患者亲友不送其他食物，并要检查每次进餐情况，核对数量是否符合要求，患者是否按量进食。

（4）患者需甜食时，一般食用糖精或木糖醇或其他代糖品。

（5）控制饮食的关键在于控制总热量。在治疗开始，患者会因饮食控制而出现易饥的感觉，此时可增加蔬菜，豆制品等副食。在蔬菜中碳水化合物含量少于5％的有南瓜、青蒜、小白菜、油菜、菠菜、西红柿、冬瓜、黄瓜、芹菜、大白菜、茄子、卷心菜、茭白、韭菜、丝瓜、倭瓜等。豆制品含碳水化合物为1％～3％的有豆浆，豆腐，含4％～6％的有豆腐干等均可食用。

（6）在总热量不变的原则下，凡增加一种食物应同时相应减去其他食物，以保证平衡。指导患者熟悉并灵活掌握食品热量交换表。

（7）定期测量体重，一般每周1次。定期监测血糖、尿糖变化，观察饮食控制效果。

（8）当患者腹泻或饮食锐减时，要警惕腹泻诱发的糖尿病急性并发症，同时也应注意有无电解质失衡，必要时给予输液以免过度脱水。

八、运动疗法护理

（一）运动的目的

运动能促进血液循环中的葡萄糖与游离脂肪酸的利用，降低血糖、甘油三酯，增加人体对胰岛素的敏感性，使胰岛素与受体的结合率增加。尤其对肥胖的糖尿病患者，运动既可减轻体重，降低血压，又能改善机体的异常代谢状况，改善血液循环与肌肉张力，增强体力，同时还能减轻患者的压力和紧张性。

（二）运动方式

最好做有氧运动，如散步、跑步、骑自行车、做广播操、游泳、爬山、打太极拳、打羽毛球、滑冰、划船等。其中步行安全简便，容易坚持，可作为首选的锻炼方式。如步行30分钟约消耗能量0.4 J，如每天坚持步行30分钟，1年内可减轻体重4 kg。骑自行车每小时消耗1.2 J，游泳每小时消耗1.2 J，跳舞每小时消耗1.21 J，球类活动每小时消耗1.6～2.0 J。

（三）运动时间的选择

2型患者运动时肌肉利用葡萄糖增多、血糖明显下降，但不易出现低血糖。因此，2型患者什么时候进行运动无严格限制。1型患者在餐后0.5～1.5小时运动较为合适，可使血糖下降。

（四）注意事项

(1)在运动前，首先请医师评估糖尿病的控制情况，有无增殖性视网膜病变、肾病和心血管病变。有微血管病变的糖尿病患者，在运动时最大心率应限制在同年龄正常人最大心率的80%～85%，血压升高不要超过26.6/13.8 kPa，晚期病变者，应限于快步走路或轻体力活动。

(2)采用适中的运动量，逐渐增加，循序渐进。

(3)不在胰岛素作用高峰时间运动，以免发生低血糖。

(4)运动肢体注射胰岛素，可使胰岛素吸收加快，应予注意。

(5)注意运动诱发的迟发性低血糖，可在运动停止后数小时发生。

(6)制订运动计划，持之以恒，不要随便中断，但要避免过度运动，反而使病情加重。

九、口服降糖药物治疗护理

口服降糖药主要有磺脲类和双胍类，是治疗大多数2型的有效药物。

（一）磺脲类

磺脲类包括D860、优降糖、达美康、美吡达、格列波脲、糖适平等。

1.作用机制

主要是刺激胰岛β细胞释放胰岛素，还可以减少肝糖原输出，增加周围组织对糖的利用。

2.适应证与禁忌证

只适用于胰岛β细胞有分泌胰岛素功能者。①2型的轻、中度患者。②单纯饮食治疗无效的2型。③1型和重度糖尿病、有酮症史或出现严重的并发症以及肝、肾疾病和对磺脲类药物过敏者均不宜使用。

3.服药观察事项

(1)磺脲类药物，尤其是优降糖，用药剂量过大时，可发生低血糖反应，甚至低血糖昏迷，如果患者伴有肝、肾功能不全或同时服用一些可以延长磺脲类药物作用时间的药物，如普萘洛尔、苯妥英钠、水杨酸制剂等都可能促进低血糖反应出现。

(2)胃肠道反应,如恶心、厌食、腹泻等。出现这些不良反应时,服用制酸剂可以使症状减轻。

(3)出现较少的不良反应如变态反应,表现为皮肤红斑、荨麻疹。

(4)发生粒细胞减少,血小板减少、全血细胞减少和溶血性贫血。这些症状常出现在用药6～8周后,出现这些症状或不良反应时,应及时停药和予以相应处理。

(二)双胍类

常用药物有二甲双胍。苯乙双胍现已少用。

1.作用机制

双胍类降糖药可增加外周组织对葡萄糖的利用,减少糖原异生,使肝糖原输出下降,也可通过抑制肠道吸收葡萄糖、氨基酸、脂肪、胆固醇来发挥作用。

2.适应证

(1)主要用于治疗 2 型中经饮食控制失败者。

(2)肥胖需减重但又难控制饮食者。

(3)1 型用胰岛素后血糖不稳定者可加服二甲双胍。

(4)已试用磺脲类药物或已加用运动治疗失效时。

3.禁忌证

(1)凡肝肾功能不好、低血容量等用此药物易引发乳酸性酸中毒。

(2)1 型糖尿病者不能单用此药。

(3)有严重糖尿病并发症。

4.服药观察事项

服用本药易发生胃肠道反应,因有效剂量与发生不良反应剂量很接近,常见胃肠症状有厌食、恶心、呕吐、腹胀、腹泻等;多发生在用药 1～2 天内,易致体重下降,故消瘦者慎用。双胍类药物可抑制维生素 B_{12} 吸收,导致维生素 B_{12} 缺乏;可引起乳酸性酸中毒;长期服用可致嗜睡、头昏、倦怠、乏力。

十、胰岛素治疗护理

胰岛素能加速糖利用,抑制糖原异生以降低血糖,并改善脂肪和蛋白质代谢,目前使用的胰岛素制剂是从家畜(牛、猪)或鱼的胰腺制取,现已有人工基因重组合成的人胰岛素也常用,如诺和灵、优泌林等。因胰岛素是一种蛋白质,口服后易被消化酶破坏而失效,故需用注射法给药。

（一）适应证

胰岛素治疗的适应证：①1 型患者；②重型消瘦型；③糖尿病急性并发症或有严重心、肾、眼并发症的糖尿病；④饮食控制或口服降糖药不能控制病情时；⑤外科大手术前后；⑥妊娠期、分娩期。

（二）制剂类型

可分为速（短）效、中效和长效三种。三种均可经皮下或肌内注射，而仅短效胰岛素可作静脉注射用。

（三）注意事项

（1）胰岛素的保存：长效及中效胰岛素在 5 ℃可放置 3 年效价不变，而普通胰岛素（RI）在 5 ℃放置 3 个月后效价稍减。一般而言，中效及长效胰岛素比 RI 稳定。胰岛素在使用时放在室温中 1 个月效价不会改变。胰岛素不能冰冻，温度太低可使胰岛素变性。在使用前应注意观察，如发现有异样或结成小粒的情况应弃之不用。

（2）注射胰岛素剂量需准确，用 1 mL 注射器抽吸。要注意剂量换算，有的胰岛素 1 mL 内含 40 U，也有含 80 U、100 U 的，必须分清，注意不要把 U 误认为 mL。

（3）使用时注意胰岛素的有效期，一般各种胰岛素出厂后有效期多为 1～2 年，过期胰岛素影响效价。

（4）用具和消毒：1 mL 玻璃注射器及针头用高压蒸气消毒最理想，在家庭中可采用 75% 酒精浸泡法，每周用水煮沸 15 分钟。现多采用一次性注射器、笔式胰岛素注射器等。

（5）混合胰岛素的抽吸：普通胰岛素（RI）和鱼精蛋白锌胰岛素（PZI）同时注射时要先抽 RI 后抽 PZI 并充分混匀，因为 RI 是酸性，其溶液不含酸碱缓冲液，而 PZI 则含缓冲液，若先抽 PZI 则可能使 RI 因 pH 改变而变性，反之，如果把小量 RI 混至 PZI 中，因 PZI 有缓冲液，对 pH 的影响不大。另外 RI 与 PZI 混合后，在混合液中 RI 的含量减少，而 PZI 含量增加，这是因为 PZI 里面所含鱼精蛋白锌只有一部分和胰岛素结合，一部分没有结合，当 RI 与其混合后，没有结合的一部分能和加入的 RI 结合，使其变成 PZI。大约 1 U 可结合 0.5 U，也有人认为可以结合 1 U。

（6）注射部位的选择与轮替：胰岛素采用皮下注射法，宜选择皮肤疏松部位，如上臂三角肌、臀大肌、股部、腹部等，若患者自己注射以股部和腹部最方便。注射部位要有计划地轮替进行(左肩→右肩→左股→右股→左臀→右臀→腹部→左肩),针眼之间应间隔 1.5～2 cm,1 周内不要在同一部位注射 2 次。以免形成局部硬结,影响药物的吸收及疗效。

(7)经常运动的部位会造成胰岛素吸收太快,应避免注射。吸收速度依注射部位而定,如普通胰岛素(RI)注射于三角肌后吸收速度快于大腿前侧,大腿、腹部注射又快于臀部。

(8)餐前 15～30 分钟注射胰岛素,严格要求患者按时就餐,注射时间与进餐时间要密切配合好,防止低血糖反应的发生。

(9)各种原因引起的食欲缺乏、进食量少或因胃肠道疾病呕吐、腹泻、而未及时减少胰岛素用量,都可引起低血糖,因此注射前要注意患者的病情变化,询问进食情况,如有异常,及时报告医师做相应处理。

(10)如从动物胰岛素改换成人胰岛素,则应减少剂量,大约减少 1/4 剂量。

(四)不良反应观察

1.低血糖反应

低血糖反应是最常见不良反应,其反应有饥饿、头晕、软弱、心悸、出汗、脉速等,重者晕厥、昏迷、癫痫等,轻者进食饼干、糖水,重者静脉注射 50% 的葡萄糖 20～40 mL。

2.变态反应

极少数人有,如荨麻疹、血管神经性水肿、紫癜等。可用抗组织胺类药物,重者需调换胰岛素剂型,或采用脱敏疗法。

3.胰岛素性水肿

胰岛素性水肿多发生在糖尿病控制不良、糖代谢显著失调经胰岛素治疗迅速得到控制时出现。表现为下肢轻度水肿直至全身性水肿,可自然消退。处理方法主要给患者低盐饮食、限制水的摄入,必要时给予利尿剂。

4.局部反应

注射部位红肿、发痒、硬结、皮下脂肪萎缩等,多见于小儿与青年。预防可采用高纯度胰岛素制剂,注射部位轮替、胰岛素深部注射法。

十一、慢性并发症的护理

(一)感染的预防护理

糖尿病患者因三大代谢紊乱,机体抵抗力下降,易发生各种感染,因此,需采取以下护理措施。

（1）加强皮肤护理：因高血糖及 B 族维生素代谢紊乱，可致皮肤干燥、发痒；在酮症酸中毒时酮体自汗腺排出可刺激皮肤而致瘙痒。故须勤沐浴，以减轻刺痒，避免因皮肤抓伤而引起感染，皮肤干燥者可涂擦羊毛脂保护。

（2）女患者因尿糖刺激，外阴常瘙痒，必须每晚用温水清洗，尿后可用 4% 硼酸液冲洗。

（3）对皮肤感觉障碍者，应避免任何刺激。避免用热水袋保暖，防止烫伤。

（4）每晚用温水泡脚，水温不宜过热，防止烫伤。穿宽松柔软鞋袜，修剪趾甲勿损伤皮肤，以免发生感染，形成糖尿病足。

（5）保持口腔卫生，坚持早晚刷牙，饭后漱口，酮症酸中毒患者口腔有烂苹果味，必须加强口腔护理。

（6）嘱患者预防呼吸系统感染，及时增减衣服，注意保暖，已有感染时，应及时治疗，预防并发肺炎。

（7）根据细菌感染的病变部位，进行针对性观察护理。如泌尿道感染时，要注意有无排尿困难、尿少、尿频、尿痛等症状，注意尿标本的收集，保持外阴部清洁；皮肤化脓感染时进行清洁换药。

（二）糖尿病肾脏病变护理

除积极控制高血糖外，主要是限制患者活动，给予低盐高蛋白饮食，对应用激素的患者，注意观察用药效果和不良反应。一旦出现肾衰竭，则需限制蛋白。由于肾衰竭，胰岛素灭活减弱，一些应用胰岛素治疗的患者，常因胰岛素未能及时调整而产生低血糖反应，甚至低血糖昏迷。

（三）神经病变的护理

（1）密切观察病情，及早控制高血糖，以减轻或预防神经病变。

（2）对于因周围神经损害而剧烈疼痛者除用止痛剂及大量维生素 B_1 外，要进行局部按摩和理疗，以改善血液循环。对于那些痛觉异常过敏，不能接触皮肤，甚至接触被服亦难忍受者，要注意室内保暖，用支撑架支撑被褥，以避免接触引起的剧痛，并注意安慰患者，解除其烦恼。教会患者每天检查足部，预防糖尿病足的发生。

（3）如出现五更泻或膀胱收缩无力等自主神经症状，要注意勤换内裤、被褥，做好肛周清洁护理，防止损伤肛周皮肤。

（4）对膀胱收缩无力者，鼓励患者定时自行解小便和按压下腹部尽量排出残余尿，并要训练患者白天每 2～3 小时排尿一次，以弥补排尿感缺乏造成的不足。

尿潴留明显须导尿时应严格无菌技术操作,采用闭式引流,每天用1:5 000呋喃西林液冲洗膀胱,病情允许时尽早拔尿管。

(5)颅神经损害者,依不同病变部位采取不同的措施,如面神经损害影响眼睛不能闭合时,应注意保护眼睛,定期涂眼膏、戴眼罩。第Ⅸ、Ⅹ对颅神经损害进食困难者,应鼻饲流质饮食、维持营养,并防止吸入性肺炎、口腔炎及化脓性腮腺炎的发生。

(四)糖尿病足的护理

1.原因

因糖尿病引起神经功能缺损及循环障碍,引起下肢及足部缺血、疼痛、麻木、感觉异常。40岁以上糖尿病患者或糖尿病病史10年以上者,糖尿病足的发病率明显增高。

2.糖尿病足的危险信号

(1)吸烟者,因为吸烟可使循环障碍加重。

(2)末梢神经感觉丧失及末梢动脉搏动减弱或消失者。

(3)足的畸形如高足弓爪形趾者。

(4)有足部溃疡或截肢史者。

3.护理措施

(1)每天查足部是否有水泡、裂口、擦伤以及其他异常改变。如发现有皮肤发红、肿胀或脓肿等感染征象时,应立即到医院治疗。

(2)每天晚上用温水(低于40 ℃)及软皂洗足,用柔软而吸水性强的毛巾,轻柔地将脚擦干。然后用羊毛脂或植物油涂抹并按摩足部皮肤,以保护皮肤的柔软性,防止干燥。

(3)如为汗脚者,可放少许滑石粉于趾间、鞋里及袜中。

(4)勿赤足行走,以免足部受伤。

(5)严禁用强烈的消毒药物如碘酒等,避免使用侵蚀性药物抹擦鸡眼和胼胝。

(6)为防止烫伤足,禁用热水袋、电热毯及其他热源温暖足部。可通过多穿袜子、穿护脚套等保暖。但不要有松紧带,以免妨碍血液循环。

(7)足部变形者应选择质地柔软、透气性好,鞋头宽大的运动鞋或软底布鞋。

(8)每天做小腿和足部运动,以改善血液循环。

(9)若趾甲干脆,可用1%的硼砂温水浸泡半小时,以软化趾甲。

(10)指导患者每天检查并按摩双脚,注意足部皮肤颜色、完整性、表面温度及感染征象等。

十二、急性并发症抢救护理

(一)酮症酸中毒的护理

(1)按糖尿病及昏迷护理常规。

(2)密切观察 T、P、R、BP、神志以及全身症状,尤其要注意呼吸的气味,深度和频度的改变。

(3)留好标本提供诊治依据:尽快留取好血糖、钾、钠、氯、CO_2 结合力,肾功能、动脉血气分析、尿酮体等标本,及时送检。切勿在输液肢体抽取血标本,以免影响化验结果。

(4)患者入院后立即建立两条静脉通道,一条通道用以输入胰岛素,另一条通道主要用于大量补液及输入抗生素和碱性液体、电解质,以维持水电解质及酸碱平衡。

(5)采用小剂量胰岛素疗法,按胰岛素 4~10 U/h,如 24 U 胰岛素加入 1 000 mL 生理盐水中静脉滴注,调整好输液速度 250 mL/h,70 滴/分钟左右,最好使用输液泵调节。

(6)禁食,待神志清醒后改为糖尿病半流或普食。

(7)做好基础护理,预防皮肤、口腔、肺部及泌尿系统感染等并发症。

(二)低血糖的护理

(1)首先了解胰岛素治疗情况,根据低血糖临床表现做出正确判断(与低血糖昏迷鉴别)。

(2)立即测定血糖浓度。

(3)休息与补糖:低血糖发作时卧床休息,轻者食用少量馒头、饼干等食物,重者(血糖低于2.7 mmol/L)立即口服或静脉注射 50%葡萄糖 40~60 mL。

(4)心理护理:对神志清楚者,给予精神安慰,嘱其勿紧张,主动配合治疗。

(三)高渗非酮性昏迷的护理

(1)按糖尿病及昏迷护理常规。

(2)严密观察患者神志、精神、体温、脉搏、呼吸、血压、瞳孔等变化。

(3)入院后立即采集血糖、乳酸、CO_2 结合力、血 pH、K^+、Na^+、Cl^- 及血、尿渗透压标本送检,并注意观察其结果,及时提供诊断治疗依据。

(4)立即建立静脉通道,做好补液护理,补液内容应依据所测得的血生化指标参数,正确选择输液种类。无血压下降者遵医嘱静脉滴注低渗盐水(0.45%~0.6%),输入时速度宜慢,慎防发生静脉内溶血及血压下降,注意观察血压、血钠、血糖情况。小剂量应用胰岛素,在血糖稳步下降的同时,严密观察患者有无低血糖的症状,一旦发现及时与医师联系进行处理。补钾时,注意液体勿渗出血管外,以免血管周围组织坏死。

(5)按昏迷护理常规,做好基础护理。

第二节 痛 风

一、疾病概述

(一)疾病概述

痛风是嘌呤代谢障碍或尿酸排泄障碍引起的代谢性疾病,但痛风发病有明显的异质性,除高尿酸血症外可表现为急性关节炎、痛风石沉积、慢性关节炎、关节畸形、慢性间质性肾炎和尿酸性尿路结石。随着经济发展和生活方式的改变,其患病率逐渐上升。痛风发病年龄为30~70岁,男性发病年龄有年轻化趋势,一般成人仅有10%~20%的高尿酸血症者发生痛风,老年人高尿酸血症患病率达24%以上。高尿酸血症发生的男女比例为2∶1,而痛风发病的男女比例为20∶1,即95%的痛风患者是男性。这是因为男性喜饮酒、赴宴,喜食富含嘌呤、蛋白质的食物,使体内尿酸增加,排出减少。

(二)相关病理生理

痛风的发生取决于血尿酸的浓度和在体液中的溶解度。血尿酸的平衡取决于嘌呤的吸收和生成与分解和排泄。①嘌呤的吸收:体内的尿酸20%来源于富含嘌呤食物的摄取,摄入过多可诱发痛风发作。②嘌呤的分解:尿酸是嘌呤代谢的终产物,正常人约1/3的尿酸在肠道经细菌降解处理,约2/3经肾以原型排出。③嘌呤的生成:体内的尿酸80%来源于体内嘌呤生物合成。参与尿酸代谢的嘌呤核苷酸有三种:次黄嘌呤核苷酸、腺嘌呤核苷酸、鸟嘌呤核苷酸。在嘌呤代谢过程中,各环节都有酶参与调控,一旦酶发生异常,即可发生血尿酸增多或减少。④嘌呤的排泄:在原发性痛风中,80%~90%的直接发病机制是肾小管对尿酸盐的清除率下降或重吸收升高。痛风意味着尿酸盐结晶、沉积所致的反应性关节炎或痛风石疾病。

(三)痛风的病因与诱因

临床上仅有部分高尿酸血症的患者发展为痛风,确切原因不清。临床上分为原发性和继发性两大类。原发性基本属于遗传性,与肥胖、原发性高血压、血脂异常、糖尿病、胰岛素抵抗关系密切。继发性主要因肾脏病、血液病等疾病或药物、高嘌呤食物等引起。

(四)临床表现

临床多见于 40 岁以上的男性,女性多在绝经期后发病。

1.无症状期

早期症状不明显,有些可终身不出现症状,仅有血尿酸持续性或波动性增高,但随着年龄增长其患病率也随之增加,且与高尿酸血症的水平和持续时间有关。

2.急性关节炎期

为通风的首发症状,多于春秋季节发病。常有以下特点:①多在夜间或清晨突然起病,多呈剧痛,数小时内出现受累关节的红、肿、热、痛和功能障碍,最常见于单侧蹈趾及第 1 跖趾关节,其次为踝、膝、腕、指、肘等关节;②秋水仙碱治疗后,关节炎症状可迅速缓解;③发热,白细胞增多;④初次发作常呈自限性,数天内自行缓解,受累关节局部皮肤出现脱屑和瘙痒,是本病特有的表现;⑤关节腔滑囊液偏振光显微镜检查可见双折光的针形尿酸盐结晶,是确诊本病的依据;⑥高尿酸血症。

3.痛风石及慢性关节炎期

痛风石是痛风的特征性临床表现,是尿酸盐沉积所致,常见于耳轮、跖趾、指间和掌指关节,常为多关节受累,多见关节远端,表现为关节肿胀、僵硬、畸形及周围组织的纤维化和变形,严重时患处皮肤发亮、菲薄,破溃则有豆渣样的白色物质排出。

4.肾脏病变

肾脏病变分为痛风性肾病和尿酸性肾石病两种。前者早期仅有间歇性蛋白尿,随着病情的发展而呈持续性,晚期可发生肾功能不全,表现为水肿、高血压、血尿素氮和肌酐升高。少数表现为急性肾衰竭,出现少尿或无尿。后者 $10\%\sim25\%$ 的痛风后者的肾脏有尿酸结石,呈泥沙样,常无症状,结石者可发生肾绞痛、血尿。

(五)辅助检查

1.血尿酸测定

正常值:男性为 150～380 μmol/L,女性为 100～300 μmol/L,更年期后接近男性血尿酸测定高于正常值可确定高尿酸血症。

2.尿尿酸测定

限制嘌呤饮食 5 天后,每天尿酸排出量超过 3.57 mmol/L,可认为尿酸生成增多。

3.滑囊液或痛风石内容物检查

急性关节炎期行关节穿刺,提取滑囊液,在偏振光显微镜下可见针形尿酸盐结晶。

4.X 线检查

急性关节炎期可见非特征性软组织肿胀;慢性期或反复发作后可见软骨破坏,关节面不规则,特征性改变为穿凿样、虫蚀样圆形或弧形的骨质透亮缺损。

5.CT 与 MRI 检查

CT 扫描受累部位可见不均匀的斑点状高密度痛风石影像;MRI 的 T_1 和 T_2 加权图像呈斑点状低信号。

(六)主要治疗原则

目前尚无根治原发性痛风的方法。治疗原则:①控制高尿酸血症,预防尿酸盐沉积。②迅速终止急性关节炎的发作,防止复发。③防止尿酸结石形成和肾功能损害。

(七)治疗

1.一般治疗

控制饮食总热量:限制饮酒和高嘌呤食物(如动物的内脏:肝、肾、心等)的大量摄入;每天饮水2 000 mL以上以增加尿酸排泄;慎用抑制尿酸排泄的药物:如噻嗪类利尿药等;避免诱发因素和积极治疗相关疾病。

2.高尿酸血症的治疗

(1)排尿酸药:抑制近端肾小管对尿酸盐的重吸收,增加尿酸排泄,降低尿酸水平,适用于肾功能良好者。当内生肌酐清除率＜30 mL/min 时无效;已有尿酸盐结石形成,或每天尿排出尿酸盐＞3.57 mmol 时不宜使用。用药期间多饮水,并服用碳酸氢钠 3～6 g/d。常用药物有:苯溴马隆、丙磺舒、磺吡酮等。

（2）抑制尿酸生成药物：常用药物为别嘌醇，通过抑制黄嘌呤氧化酶，使尿酸的生成减少，适用于尿酸生成过多或不适合使用排尿酸药物者。

3.急性痛风性关节炎期的治疗

绝对卧床休息，抬高患肢，避免负重，迅速给秋水仙碱，越早用药疗效越好。

（1）秋水仙碱：是治疗急性痛风性关节炎的特效药，通过抑制中性粒细胞、单核细胞释放白三烯 B_4、白细胞介素-1 等炎症因子，同时抑制炎症细胞的变形和趋化，从而缓解炎症。不良反应有：恶心、呕吐、厌食、腹胀和水样腹泻，如出现上述症状应及时调整剂量或停药；还可出现白细胞减少、血小板减少等，也会发生脱发现象。

（2）非甾体抗炎药：通过抑制花生四烯酸代谢中的环氧化酶活性，进而抑制前列腺素的合成而达到消炎镇痛的作用。活动性消化性溃疡、消化道出血为禁忌证。常用药物：吲哚美辛、双氯芬酸、布洛芬、罗非昔布等。

（3）糖皮质激素：上述药物治疗无效或不能使用秋水仙碱和非甾体抗炎药时，可考虑使用糖皮质激素或 ACTH 短程治疗。疗程一般不超过 2 周。

二、护理评估

（一）一般评估

1.生命体征（T、P、R、Bp）

每天监测 T、P、R、Bp，特别是体温的变化。

2.关节与皮肤

评估患者痛风石、关节炎的情况；评估皮肤的情况，如有无皮疹，剥脱性皮炎、出血性带状疱疹、过敏性皮炎等。

3.相关记录

饮食、皮肤等，必要时记录饮水量。

（二）身体评估

1.视诊

患者痛风石、关节炎情况，有无红、肿、热、痛等。全身皮肤情况，有无皮疹等异常。

2.触诊

痛风石、关节炎疼痛情况。皮肤弹性，皮肤压之是否褪色等。

（三）心理-社会评估

评估患者对疾病治疗的信心，对痛风相关知识的掌握情况。

(四)辅助检查

1.血尿酸

当血尿酸男性超过 420 μmol/L,女性>350 mmol/L 可诊断为高尿酸血症。血尿酸波动较大,应反复监测。限制嘌呤饮食5天后,如每天小便中尿酸排出量>3.57 mmol/L,则提示尿酸生成增多。

2.滑囊液或痛风石检查

急性关节炎期行关节腔穿刺,抽取滑囊液,如见白细胞内有双折光现象的针形尿酸结晶,是确诊本病的依据。痛风结石活检也可见此现象。

3.慢性并发症的检查

全身关节、足部检查、疼痛评估等。

(五)主要用药的评估

1.应用治疗高尿酸血症药的评估

用药剂量、用药时间、药物不良反应的评估与记录。

2.急性痛风性关节炎期治疗药物的评估

用药剂量、用药时间的评估、药物不良反应的评估、注意有无出现"反跳"现象并记录。

三、主要护理诊断/问题

(一)疼痛

关节痛与痛风结石、关节炎症有关。

(二)躯体活动障碍

与关节受累、关节畸形有关。

(三)知识缺乏

缺乏痛风用药知识和饮食知识。

(四)潜在并发症

肾衰竭。

四、护理措施

(一)疾病知识指导

指导患者与家属有关痛风预防、饮食、治疗、活动等的相关知识。如注意避免进食高蛋白和高嘌呤的食物,忌饮酒,每天多饮水,饮水量>2 000 mL/d,特别是服药排尿酸药物时更应多饮水,以帮助尿酸的排出。

(二)保护关节指导

指导患者日常生活中应注意:①活动时尽量使用大肌群,如能用肩部负重者不用手提,能用手臂者不用手指;②避免长时间持续进行重体力劳动;③经常变换姿势,保持受累关节舒适;④如有关节局部温热和肿胀,尽可能避免其活动。如运动后疼痛超过 2 小时,应暂时停止该项运动。

(三)药物服用的指导

排尿酸药、抑制尿酸生成药的服用应逐渐递增用量,用药过程中应按要求对肝功能、肾功能和尿酸水平进行测定,使用过程中,注意胃肠道反应,有无皮疹、过敏性皮炎等不良情况。如发生上述不良反应,应减量。

(四)关节及皮肤护理

指导患者保持关节功能位,防止变形。保持皮肤清洁,防止外伤导致皮肤破损,一旦发生皮肤破损,应及时予以处理。如皮肤出现瘙痒,注意不要抓破皮肤。

五、护理效果评估

(1)患者血尿酸水平控制正常。

(2)患者尿尿酸检测结果正常。

(3)患者无出现关节肿胀、畸形等并发症的发生。

(4)患者及家属基本掌握痛风相关知识,特别是预防和饮食的相关知识。

第三节　高　脂　血　症

高脂血症是指脂质代谢或运转异常而使血浆中一种或几种脂质高于正常的一类疾病。由于血脂在血液中是以脂蛋白的形式进行运转的,因此高脂血症实际上也可认为是高脂蛋白血症。老年人高脂血症的发病率明显高于年轻人。血浆低密度脂蛋白(LDL)、血清总胆固醇(TC)、高密度脂蛋白(HDL)与临床心血管病事件发生密切相关。

一、护理评估

(一)健康史

(1)询问患者病史,主要是引起高脂血症的相关疾病,如有无糖尿病、甲状腺功能减退症、肾病综合征、透析、肾移植、胆道阻塞等。

(2)询问患者有无高脂饮食、嗜好油炸食物、酗酒、运动少等不良生活和饮食习惯。

(二)临床表现

患者血脂中一项或多项脂质检测指标超过正常值范围。此外,部分患者的临床特征是眼睑黄斑瘤、肌腱黄色瘤及皮下结节状黄色瘤(好发于肘、膝、臀部)。易伴发动脉粥样硬化、肥胖或糖尿病。少数患者有肝、脾大。此外,患者常有眩晕、心悸、胸闷、健忘、肢体麻木等自觉症状,但多数患者虽血脂高而无任何自觉症状。

(三)实验室及其他检查

1.血脂

常规检查血浆 TC 和 TG 的水平。我国血清 TC 的理想范围是低于 5.20 mmol/L,5.23~5.69 mmol/L 为边缘升高,高于 5.72 mmol/L 为升高。TG 的合适范围是低于 1.70 mmol/L,高于 1.70 mmol/L 为升高。

2.脂蛋白

正常值 LDL<3.12 mmol/L,3.15~3.61 mmol/L 为边缘升高,>3.64 mmol/L 为升高;正常 HDL≥1.04 mmol/L,<0.91 mmol/L 为减低。

(四)心理-社会状况

了解老年患者对高脂血症的认识和患病的态度,治疗的需求。

二、主要护理诊断

(一)活动无耐力

活动无耐力与肥胖导致体力下降有关。

(二)知识缺乏

患者缺乏高脂血症的有关知识。

(三)个人应对无效

个人应对无效与不良饮食习惯有关。

三、护理目标

(1)患者体重接近或恢复正常。

(2)患者血脂指标恢复正常或趋于正常。

(3)患者自觉饮食习惯得到纠正。

四、主要护理措施

(一)建立良好的生活习惯,纠正不良的生活方式

1.饮食

由于降血脂药物的不良反应及考虑治疗费用,并且大部分人经过饮食控制可以使血脂水平有所下降,故提倡首先采用饮食治疗。饮食控制应长期坚持地进行。膳食宜清淡、低脂肪。烹调食用油用植物油,每天低于 25 g。少吃动物脂肪、内脏、甜食、油炸食品及含热量较高的食品,宜多吃新鲜蔬菜和水果,少饮酒、不吸烟。设计饮食治疗方案时应仔细斟酌膳食,尽可能与患者的生活习惯相吻合。以便使患者可接受而又不影响营养需要的最低程度。主食每天不要超过 300 g可适当饮绿茶,以利降低血脂。

2.休息

生活要有规律,注意劳逸结合,保证充足睡眠。

3.运动

鼓励老年人进行适当的体育锻炼,如散步、慢跑、太极拳、门球等,不仅能增加脂肪的消耗、减轻体重,而且可减轻高脂血症。活动量应根据患者的心脑功能、生活习惯和身体状况而定,提倡循序渐进,不宜剧烈运动。运动后个人最大心率的 80%,若经过饮食和调节生活方式达半年以上,血脂仍未降至正常水平,则可考虑使用药物治疗。

(二)用药护理

对饮食治疗无效,或有冠心病、动脉粥样硬化等危险因素的患者应考虑药物治疗。治疗前应向患者进行药物治疗目的、药物的作用与不良反应等方面的详细指导,以利长期合作。向患者详述服药的剂量和时间,并定期随诊,监测血脂水平。常用的调节血脂药有以下几种。

1.羟甲基戊二酰辅酶 A(HMG-CoA)

主要能抑制胆固醇的生物合成。

2.贝特类

此类药不良反应较轻微,主要有恶心、呕吐、腹泻等胃肠道症状。肝肾功能不全者忌用。

3.胆酸螯合树脂质

此类药阻止胆酸或胆固醇从肠道吸收,使其随粪便排出。不良反应有胀气、恶心、呕吐、便秘,并干扰叶酸、地高辛、甲状腺素及脂溶性维生素的吸收。

4.烟酸

有明显的调脂作用。主要不良反应有面部潮红、瘙痒、胃肠道症状。

(三)心理护理

主动关心患者,耐心解答其各种问题,使患者明了本病经过合理的药物和非药物治疗病情可控,解除患者思想顾虑,使其保持乐观情绪,树立战胜疾病的信心,并长期坚持治疗,以利控制病情。

五、健康教育

(1)向患者及其家属讲解老年高脂血症的有关知识,使其明了糖尿病、肾病综合征和甲减等可引起高脂血症,积极治疗原发病。

(2)引导患者及其家属建立健康的生活方式,坚持低脂肪、低胆固醇、低糖、清淡的饮食原则,控制体重;生活规律,坚持运动,劳逸结合;戒烟、戒酒。

(3)嘱咐患者严格遵医嘱服药,定期监测血脂、肾功能等。

第四节 肥 胖 症

肥胖症指体内脂肪堆积过多和/或分布异常、体重增加,是包括遗传和环境因素在内的多种因素相互作用所引起的慢性代谢性疾病。肥胖症分单纯性肥胖症和继发性肥胖症两大类。临床上无明显内分泌及代谢性病因所致的肥胖症,称单纯性肥胖症。若作为某些疾病的临床表现之一,称为继发性肥胖症,约占肥胖症的1%。据估计,在西方国家成年人中,约有半数人超重和肥胖。我国肥胖症患病率也迅速上升,据《中国居民营养与健康现状(2004年)》中报道,我国成人超重率为22.8%,肥胖率为7.1%。肥胖症已成为重要的世界性健康问题之一。

一、病因与发病机制

病因未明,被认为是包括遗传和环境因素在内的多种因素相互作用的结果。总的来说,脂肪的积聚是由于摄入的能量超过消耗的能量。

(一)遗传因素

肥胖症有家族聚集倾向,但遗传基础未明,也不能排除共同饮食、活动习惯的影响。

(二)中枢神经系统

体重受神经系统和内分泌系统双重调节,最终影响能量摄取和消耗的效应器官而发挥作用。

(三)内分泌系统

肥胖症患者均存在血中胰岛素升高,高胰岛素血症可引起多食和肥胖。

(四)环境因素

通过饮食习惯和生活方式的改变,如坐位生活方式、体育运动少、体力活动不足使能量消耗减少、进食多、喜甜食或油腻食物,使摄入能量增多。

(五)其他因素

(1)与棕色脂肪组织(BAT)功能异常有关:可能由于棕色脂肪组织产热代谢功能低下,使能量消耗减少。

(2)肥胖症与生长因素有关:幼年起病者多为增生型或增生肥大型,肥胖程度较重,且不易控制;成年起病者多为肥大型。

(3)调定点说:肥胖者的调定点较高,具体机制仍未明了。

二、临床表现

肥胖症可见于任何年龄,女性较多见。多有进食过多和/或运动不足,肥胖家族史。引起肥胖症的病因不同,其临床表现也不相同。

(一)体型变化

脂肪堆积是肥胖的基本表现。脂肪组织分布存在性别差异,通常男性型主要分布在腰部以上,以颈项、躯干部为主,称为苹果形。女性型主要分布在腰部以下,以下腹部、臀部、大腿部为主,称为梨形。

(二)心血管疾病

肥胖患者血容量、心排血量均较非肥胖者增加而加重心脏负担,引起左心室肥厚、扩大；心肌脂肪沉积导致心肌劳损，易发生心力衰竭。由于静脉回流障碍，患者易发生下肢静脉曲张、栓塞性静脉炎和静脉血栓形成。

(三)内分泌与代谢紊乱

常有高胰岛素血症、动脉粥样硬化、冠心病等，且糖尿病发生率明显高于非肥胖者。

(四)消化系统疾病

胆石症、胆囊炎发病率高，慢性消化不良、脂肪肝、轻至中度肝功能异常较常见。

(五)呼吸系统疾病

由于胸壁肥厚，腹部脂肪堆积，使腹内压增高、横膈升高而降低肺活量，引起呼吸困难。严重者导致缺氧、发绀、高碳酸血症，可发生肺动脉高压和心力衰竭。还可引起睡眠呼吸暂停综合征及睡眠窒息。

(六)其他

恶性肿瘤发生率升高，如女性子宫内膜癌、乳腺癌；男性结肠癌、直肠癌、前列腺癌发生率均升高。因长期负重易发生腰背及关节疼痛。皮肤皱褶易发生皮炎、擦烂、并发化脓性或真菌感染。

三、医学检查

肥胖症的评估包括测量身体肥胖程度、体脂总量和脂肪分布，其中后者对预测心血管疾病危险性更为准确。常用测量方法如下。

(一)体重指数(BMI)

测量身体肥胖程度，BMI＝体重(kg)/身长(m)^2，是诊断肥胖症最重要的指标。我国成年人 BMI 值≥24 为超重，≥28 为肥胖。

(二)腰围(WC)

目前认为测定腰围更为简单可靠，是诊断腹部脂肪积聚最重要的临床指标。WHO 建议男性WC＞94 cm、女性 WC＞80 cm 为肥胖。中国肥胖问题工作组建议，我国成年男性WC≥85 cm、女性WC≥80 cm为腹部脂肪积蓄的诊断界限。

(三)腰臀比(WHR)

反映脂肪分布。腰围测量髂前上棘和第 12 肋下缘连线的中点水平，臀围测量环绕臀部的骨盆最突出点的周径。正常成人 WHR 男性＜0.90，女性＜0.85，超过此值为中央性(又称腹内型或内脏型)肥胖。

(四)CT 或 MRI

计算皮下脂肪厚度或内脏脂肪量。

(五)其他

身体密度测量法、生物电阻抗测定法、双能 X 线(DEXA)吸收法测定体脂总量等。

四、诊断要点

目前国内外尚未统一。根据病史、临床表现和判断指标即可诊断。在确定肥胖后,应鉴别单纯性或继发性肥胖症,并注意肥胖症并非单纯体重增加。

五、治疗

治疗要点:减少热量摄取、增加热量消耗。

(一)行为治疗

教育患者采取健康的生活方式,改变饮食和运动习惯,并自觉地长期坚持。

(二)营养治疗

控制总进食量,采用低热量、低脂肪饮食。对肥胖患者应制订能为之接受、长期坚持下去的个体化饮食方案,使体重逐渐减轻到适当水平,再继续维持。

(三)体力活动和体育运动

体力活动和体育运动与医学营养治疗相结合,并长期坚持,尽量创造多活动的机会、减少静坐时间,鼓励多步行。运动方式和运动量应适合患者具体情况,注意循序渐进,有心血管并发症和肺功能不好的患者必须更为慎重。

(四)药物治疗

长期用药可能产生药物不良反应及耐药性,因而选择药物必须十分慎重,减重药物应根据患者个体情况在医师指导下应用。

(五)外科治疗

外科治疗仅用于重度肥胖、减重失败、又有能通过体重减轻而改善的严重并发症者。对伴有糖尿病、高血压和心肺功能疾病的患者应给予相应监测和处理。可选择使用吸脂术、切脂术和各种减少食物吸收的手术,如空肠回肠分流术、胃气囊术、小胃手术或垂直结扎胃成形术等。

(六)继发性肥胖

应针对病因进行治疗。

六、护理诊断/问题

(一)营养失调

高于机体需要量与能量摄入和消耗失衡有关。

(二)身体意像紊乱

身体意像紊乱与肥胖对身体外形的影响有关。

(三)有感染的危险

有感染的危险与机体抵抗力下降有关。

七、护理措施

(一)安全与舒适管理

肥胖症患者的体育锻炼应长期坚持,并提倡进行有氧运动,包括散步、慢跑、游泳、跳舞、太极拳、球类活动等,运动方式根据年龄、性别、体力、病情及有无并发症等情况确定。

(1)评估患者的运动能力和喜好。帮助患者制订每天活动计划并鼓励实施,避免运动过度和过猛。

(2)指导患者固定每天运动的时间。每次运动 30~60 分钟,包括前后 10 分钟的热身及整理运动,持续运动 20 分钟左右。如出现头昏、眩晕、胸闷或胸痛、呼吸困难、恶心、丧失肌肉控制能力等应停止活动。

(二)饮食护理

(1)评估。评估患者肥胖症的发病原因,仔细询问患者单位时间内体重增加的情况,饮食习惯,了解患者每天进餐量及次数,进食后感觉和消化吸收情况,排便习惯。有无气急、行动困难、腰痛、便秘、怕热、多汗、头晕、心悸等伴随症状及其程度。是否存在影响摄食行为的精神心理因素。

(2)制订饮食计划和目标。与患者共同制订适宜的饮食计划和减轻体重的具体目标,饮食计划应为患者能接受并长期坚持的个体化方案,护士应监督和检查计划执行情况,使体重逐渐减轻(每周降低 0.5~1 kg)直到理想水平并保持。①热量的摄入:采用低热量、低脂肪饮食,控制每天总热量的摄入。②采用混合的平衡饮食,合理分配营养比例,进食平衡饮食:饮食中蛋白质占总热量的 15%~20%,碳水化合物占 50%~55%,脂肪占 30% 以下。③合理搭配饮食:饮食包含适量优质蛋白质、复合糖类(如谷类)、足量的新鲜蔬菜(400~500 g/d)和水果(100~200 g/d)、适量维生素及微量营养素。④养成良好的饮食习惯:少食多餐、细嚼慢咽、蒸煮替代煎炸、粗细搭配、少脂肪多蔬菜、多饮水、停止夜食及饮酒、控制情绪化饮食。

(三)疾病监测

定期评估患者营养状况和体重的控制情况,观察生命体征、睡眠、皮肤状况,动态观察实验室有关检查的变化。注意热量摄入过低可引起衰弱、脱发、抑郁甚至心律失常,应严密观察并及时按医嘱处理。对于焦虑的患者,应观察焦虑感减轻的程度,有无焦虑的行为和语言表现;对于活动无耐力的患者,应观察活动耐力是否逐渐增加,能否耐受日常活动和一般性运动。

(四)用药护理

对使用药物辅助减肥者,应指导患者正确服用,并观察和处理药物的不良反应。①服用西布曲明患者可出现头痛、口干、畏食、失眠、便秘、心率加快,血压轻度升高等不良反应,故禁用于冠心病、充血性心力衰竭、心律失常和脑卒中的患者。②奥利司他主要不良反应为胃肠胀气、大便次数增多和脂肪便。由于粪便中含有脂肪多而呈烂便、脂肪泻、恶臭,肛门常有脂滴溢出而容易污染内裤,应指导患者及时更换,并注意肛周皮肤护理。

(五)心理护理

鼓励患者表达自己的感受;与患者讨论疾病的治疗及预后,增加战胜疾病的信心;鼓励患者自身修饰;加强自身修养,提高自身的内在气质;及时发现患者情绪问题,及时疏导,严重者建议心理专科治疗。

八、健康指导

(一)预防疾病

加强患者的健康教育,特别是有肥胖家族史的儿童,妇女产后及绝经期,男性中年以上或病后恢复期尤应注意。说明肥胖对健康的危害,使其了解肥胖症与心血管疾病、高血压、糖尿病、血脂异常等密切相关。告知肥胖患者体重减轻5%～10%,就能明显改善以上与肥胖相关的心血管病危险因素以及并发症。

(二)管理疾病

向患者宣讲饮食、运动对减轻体重及健康的重要性,指导患者坚持运动,并养成良好的进食习惯。

(三)康复指导

运动要循序渐进并持之以恒,避免运动过度或过猛,避免单独运动;患者运动期间,不要过于严格控制饮食;运动时注意安全,运动时有家属陪伴。

第一节　肝　脓　肿

一、细菌性肝脓肿

当全身性细菌感染,特别是腹腔内感染时,细菌侵入肝脏,如果患者抵抗力弱,可发生细菌性肝脓肿。细菌可以从下列途径进入肝脏。①胆道:细菌沿着胆管上行,是引起细菌性肝脓肿的主要原因。包括胆石、胆囊炎、胆道蛔虫、其他原因所致胆管狭窄与阻塞等。②肝动脉:体内任何部位的化脓性病变,细菌可经肝动脉进入肝脏。如败血症、化脓性骨髓炎、痈、疔等。③门静脉:已较少见,如坏疽性阑尾炎、细菌性痢疾等,细菌可经门静脉入肝。④肝开放性损伤:细菌可直接经伤口进入肝,引起感染而形成脓肿。细菌性肝脓肿的致病菌多为大肠埃希菌、金黄色葡萄球菌、厌氧链球菌等。肝脓肿可以是单个脓肿,也可以是多个小脓肿,数个小脓肿可以融合成为一个大脓肿。

(一)护理评估

1.健康史

注意询问有无胆道感染和胆道疾病、全身其他部位的化脓性感染特别是肠道的化脓性感染、肝脏外伤病史。是否有肝脓肿病史,是否进行过系统治疗。

2.身体状况

通常继发于某种感染性先驱疾病,起病急,主要症状为骤起寒战、高热、肝区疼痛和肝大。体温可高达39～40 ℃,多表现为弛张热,伴有大汗、恶心、呕吐、食欲缺乏。肝区疼痛多为持续性钝痛或胀痛,有时可伴有右肩牵涉痛,右下胸及肝区叩击痛,增大的肝有压痛。肝前下缘比较表浅的脓肿,可有右上腹肌紧张和局部明显触痛。巨大的肝脓肿可使右季肋区呈饱满状态,甚至可见局限性隆起,局部皮肤可出现凹陷性水肿。严重时或并发胆道梗阻者,可出现黄疸。

3.心理-社会状况

细菌性肝脓肿起病急剧,症状重,如果治疗不彻底容易反复发作转为慢性,并且细菌性肝脓肿极易引起严重的全身性感染,导致感染性休克,患者产生焦虑。

4.辅助检查

(1)血液检查:化验检查白细胞计数及中性粒细胞增多,有时出现贫血。肝功能检查可出现不同程度的损害和低蛋白血症。

(2)X线胸腹部检查:右叶脓肿可见右膈肌升高,运动受限;肝影增大或局限性隆起;有时伴有反应性胸膜炎或胸腔积液。

(3)B超:在肝内可显示液平段,可明确其部位和大小,阳性诊断率在96%以上,为首选的检查方法。必要时可做CT检查。

(4)诊断性穿刺:抽出脓液即可证实本病。

(5)细菌培养:脓液细菌培养有助于明确致病菌,选择敏感的抗生素,并与阿米巴性肝脓肿相鉴别。

5.治疗要点

(1)全身支持疗法:给予充分营养,纠正水和电解质及酸碱平衡失调,必要时少量多次输血和血浆以纠正低蛋白血症,增强机体抵抗力。

(2)抗生素治疗:应使用大剂量抗生素。由于肝脓肿的致病菌以大肠埃希菌、金黄色葡萄球菌和厌氧性细菌最为常见,在未确定病原菌之前,可首选对此类细菌有效的抗生素,然后根据细菌培养和抗生素敏感试验结果选用有效的抗生素。

(3)经皮肝穿刺脓肿置管引流术:适用于单个较大的脓肿。在B型超声引导下进行穿刺。

(4)手术治疗:对于较大的单个脓肿,估计有穿破可能,或已经穿破胸腹腔;胆源性肝脓肿;位于肝左外叶脓肿,穿刺易污染腹腔;慢性肝脓肿,应施行经腹切开引流。病程长的慢性局限性厚壁脓肿,也可行肝叶切除或部分肝切除术。多发性小脓肿不宜行手术治疗,但对其中较大的脓肿,也可行切开引流。

(二)护理诊断及合作性问题

1.营养失调

低于机体需要量,与高代谢消耗或慢性消耗病程有关。

2.体温过高

其与感染有关。

3.急性疼痛

其与感染及脓肿内压力过高有关。

4.潜在并发症

急性腹膜炎、上消化道出血、感染性休克。

(三)护理目标

患者能维持适当营养,维持体温正常,疼痛减轻;无急性腹膜炎休克等并发症发生。

(四)护理措施

1.术前护理

(1)病情观察,配合抢救中毒性休克。

(2)高热护理:保持病室空气新鲜、通风、温湿度合适,物理降温。衣着适量,及时更换汗湿衣。

(3)维持适当营养:对于非手术治疗和术前的患者,给予高蛋白、高热量饮食,纠正水、电解质平衡失调和低蛋白血症。

(4)遵医嘱正确应用抗生素。

2.术后护理

(1)经皮肝穿刺脓肿置管引流术术后护理:术前做术区皮肤准备,协助医师进行穿刺部位的准确定位。术后向医师询问术中情况及术后有无特殊观察和护理要求。患者返回病房后,观察引流管固定是否牢固,引流液性状,引流管道是否密闭。术后第二天或数天开始进行脓腔冲洗,冲洗液选用等渗盐水(或遵医嘱加用抗生素)。冲洗时速度缓慢,压力不宜过高,估算注入液与引出液的量。每次冲洗结束后,可遵医嘱向脓腔内注入抗生素。待到引流出或冲洗出的液体变清澈,B型超声检查脓腔直径小于 2 cm 即可拔管。

(2)切开引流术术后护理:切开引流术术后护理遵循腹部手术术后护理的一般要求。除此之外,每天用生理盐水冲洗脓腔,记录引流液量,少于 10 mL 或脓腔容积小于 15 mL,即考虑拔除引流管,改凡士林纱布引流,致脓腔闭合。

3.健康指导

为了预防肝脓肿疾病的发生,应教育人们积极预防和治疗胆道疾病,及时处理身体其他部位的化脓性感染。告知患者应用抗生素和放置引流管的目的和注意事项,取得患者的信任和配合。术后患者应加强营养和提高抵抗力,定期复查。

(五)护理评价

患者是否能维持适当营养,体温是否正常;疼痛是否减轻,有无急性腹膜炎、上消化道出血、感染性休克等并发症发生。

二、阿米巴性肝脓肿

阿米巴性肝脓肿是阿米巴肠病的并发症,阿米巴原虫从结肠溃疡处经门静脉血液或淋巴管侵入肝内并发脓肿。常见于肝右叶顶部,多数为单发性。原虫产生溶组织酶,导致肝细胞坏死、液化组织和血液、渗液组成脓肿。

(一)护理评估

1.健康史

注意询问有无阿米巴痢疾病史。

2.身体状况

阿米巴性肝脓肿有着与细菌性肝脓肿相似的表现,两者的区别详见表 4-1。

表 4-1　细菌性肝脓肿与阿米巴性肝脓肿的鉴别

鉴别要点	细菌性肝脓肿	阿米巴性肝脓肿
病史	继发于胆道感染或其他化脓性疾病	继发于阿米巴痢疾后
症状	病情急骤严重,全身中毒症状明显,有寒战、高热	起病较缓慢,病程较长,可有高热,或不规则发热、盗汗
血液化验	白细胞计数及中性粒细胞可明显增加。血液细菌培养可阳性	白细胞计数可增加,如无继发细菌感染液细菌培养阴性。血清学阿米巴抗体检查阳性
粪便检查	无特殊表现	部分患者可找到阿米巴滋养体或结肠溃面(乙状结肠镜检)黏液或刮取涂片可找阿米巴滋养体或包囊
脓液	多为黄白色脓液,涂片和培养可发现细菌	大多为棕褐色脓液,无臭味,镜检有时可到阿米巴滋养体。若无混合感染,涂片和培养无细菌
诊断性治疗	抗阿米巴药物治疗无效	抗阿米巴药物治疗有好转
脓肿	较小,常为多发性	较大,多为单发,多见于肝右叶

3.心理-社会状况

由于病程长,忍受较重的痛苦,担忧预后或经济拮据等原因,患者常有焦虑、悲伤或恐惧反应。

4.辅助检查

基本同细菌性肝脓肿。

5.治疗要点

阿米巴性肝脓肿以非手术治疗为主。应用抗阿米巴药物,加强支持疗法纠正低蛋白、贫血等,无效者穿刺置管闭式引流或手术切开引流,多可获得良好的疗效。

(二)护理诊断及合作性问题

(1)营养失调:低于机体需要量,与高代谢消耗或慢性消耗病程有关。

(2)急性疼痛:与脓肿内压力过高有关。

(3)潜在并发症:合并细菌感染。

(三)护理措施

1.非手术疗法和术前护理

(1)加强支持疗法:给予高蛋白、高热量和高维生素饮食必要时少量多次输新鲜血、补充丙种球蛋白,增强抵抗力。

(2)正确使用抗阿米巴药物,注意观察药物的不良反应。

2.术后护理

除继续做好非手术疗法护理外,重点做好引流的护理。宜用无菌水封瓶闭式引流,每天更换消毒瓶,接口处保持无菌,防止继发细菌感染。如继发细菌感染需使用抗生素。

第二节　肝　囊　肿

一、概述

肝囊肿是一种比较常见的肝脏良性疾病,可分为寄生虫性和非寄生虫性两类。前者以肝棘球蚴病为多见,后者可分为先天性、创伤性、炎症性和肿瘤性囊肿。通常所称的肝囊肿是指先天性肝囊肿,其又可分为单发性和多发性两种。单发性肝囊肿较少见,小者囊液仅数毫升,囊肿大者囊液可达 10 000 mL 以上。

肝内有两个以上者即为多发性肝囊肿;两半肝有散在大小不等的囊肿又称多囊肝,这种病例大多合并多囊肾,也可同时合并胰腺、脾、卵巢、肺等囊肿。多发性肝囊肿可合并肝胆管狭窄、胆管炎和肝炎,晚期可引起肝功能损害,极少数病例还会并发癌变。

二、临床特点

(1)先天性肝囊肿生长缓慢,小的囊肿可无任何症状,仅在 B 超检查或其他腹部手术中或尸检时偶然发现。囊肿增大到一定程度,可压迫邻近脏器后出现餐后饱胀、恶心、呕吐、右上腹不适和隐痛等症状。

(2)囊肿破裂或囊内出血者可表现为急腹痛,带蒂囊肿扭转时可出现突发上腹疼痛。

(3)少数病例囊肿可压迫胆管引起梗阻性黄疸。囊内发生感染时,患者有畏寒、发热、白细胞增多等。

(4)体征:大的囊肿可于右上腹扪及肿块和肝大,肿块能随呼吸移动,表面光滑,有囊性感,无明显压痛。多发性肝囊肿在肝表面可触及无明显压痛的散在囊性结节。

三、诊断要点

一般无症状。巨大的肝囊肿可有邻近脏器受压症状,上腹部不适,胀满和疼痛。

(一)实验室检查

合并胆管狭窄、胆管炎、肝炎者及病变晚期肝功能试验可异常,如转氨酶升高、总胆红素和直接胆红素增高、低蛋白血症等;囊内感染者白细胞增多。

(二)影像学检查

B 型超声、CT、腹部平片、放射性核素肝扫描等,均有助于肝囊肿的诊断。

四、鉴别诊断

本病应与肝脓肿、肝棘球蚴病、肝血管瘤等疾病鉴别。

五、治疗原则

小的无症状的肝囊肿不需特殊处理,大的而又有压迫症状者应予以适当治疗。治疗方案包括囊肿穿刺抽液术、囊肿开窗术、囊肿引流术、囊肿切除术和肝切除术等。

(1)囊肿穿刺抽液术:用于浅表的肝囊肿、患者不能耐受手术的巨大肝囊肿(直径 15 cm 以上)及合并感染的肝囊肿。在 B 超定位引导下经皮穿刺进入囊腔,尽量将囊液吸尽。大的囊肿需反复抽液,须注意避免继发感染。

(2)囊肿开窗:适用于大的(直径 8 cm 以上)单发性肝囊肿、单发多房性肝囊肿、引起症状的多发性肝囊肿之中的大囊肿。手术在剖腹下或电视腹腔镜引导下将囊壁部分切除,吸净囊液,切缘仔细止血后囊肿开放。

(3)囊肿引流术:是用于囊壁厚的肝囊肿。一般行囊肿空肠 Roux-Y 吻合术。应注意预防肠内容物反流至囊腔引起继发感染。

(4)囊肿切除术:是用于带蒂的肝囊肿。

(5)肝切除术:是用于并发感染后囊内出血或囊液染有胆汁且病变局限于肝的一叶者,巨大的囊肿或多发性囊肿局限于肝段或肝的一叶者。

(6)多囊肝引起肝功能衰竭,应考虑肝移植。

六、护理措施

(一)术前护理

1.心理护理

患者因对手术不熟悉,恐惧心理时断时续,护士要耐心细致宣传教育,介绍术后的患者进行现身说教,缓解其心理压力,为手术做准备。

2.各种检查的护理

患者入院后会进行相关检查,护士要及时详细地向患者介绍检查的目的、方法、作用,使患者积极配合检查。

3.手术的相关准备

术前常规禁食禁水 6～8 小时,目的是防止麻醉或手术中呕吐而引起窒息或吸入性肺炎。术前一天给予肠道准备。给予备皮,清洁脐部并用棉签蘸汽油擦拭,再用湿棉签清洁干净。手术当天遵照医嘱放置胃管和尿管。

(二)术后护理

1.生命体征的监测

手术后定期监测血压、脉搏、呼吸、体温,如有异常,及时通知医师给予处理。

2.体位

全麻患者未清醒前应去枕平卧,头偏向一侧,保持呼吸道通畅,完全清醒后可垫枕。第一天取半坐位,第二天可床旁活动。

3.伤口护理

认真观察并记录伤口敷料有无渗血、渗液,术后如有恶心、呕吐,咳嗽,应用双手压迫伤口,以减轻伤口张力。

4.引流管的护理

同外科护理常规。

5.术后活动

患者术后由于伤口疼痛或内心恐惧常不敢活动,术后当天应鼓励患者床上翻身,并协助患者床上被动肢体活动。患者适当多活动,一方面可促进排气,另一方面可预防静脉血栓形成。之后可循序渐进:床旁坐起、床旁活动、下地活动。活动要注意保护患者的安全。

(三)主要护理问题

1.疼痛

其与手术创伤有关。

2.知识缺乏

缺乏疾病和手术的相关知识。

3.潜在并发症

腹腔内出血、感染与手术创伤有关。

七、健康指导

(1)出院后在整洁舒适的环境中休息1～2周,保持心情舒畅。

(2)术后恢复期选择丰富纤维素、蛋白质的饮食,以补充能量增强体质。

(3)术后可适当增加体育锻炼,避免过劳过累。

(4)伤口如出现红肿、有硬结、疼痛或发热症状时可能为伤口感染,需及时就诊。

(5)定期复查。

第三节　门静脉高压症

门静脉的正常压力是 $1.27\sim2.35$ kPa$(13\sim24$ cmH$_2$O),当门静脉血流受阻、血液淤滞时,压力2.35 kPa$(24$ cmH$_2$O)时,称为门静脉高压症,临床上常有脾大及脾功能亢进、食管胃底静脉曲张破裂出血、腹水等一系列表现。

门静脉主干由肠系膜上、下静脉和脾静脉汇合而成。门静脉系统位于两个毛细血管网之间，一端是胃、肠、脾、胰的毛细血管网，另一端连接肝小叶内的肝窦。门静脉流经肝脏的血液约占肝血流量的 75%，肝动脉供血约占 25%，由此可见肝脏的双重供血以门静脉供血为主。门静脉内的血含氧量较体循环的静脉血高，故门静脉对肝的供氧几乎和肝动脉相等。此外门静脉系统内无控制血流方向的静脉瓣，与腔静脉之间存在 4 个交通支：①胃底、食管下段交通支；②直肠下段、肛管交通支；③前腹壁交通支；④腹膜后交通支。这些交通支中，最主要的是胃底、食管下段交通支，上述交通支在正常情况下都很细小，血流量很少。

门静脉血液淤滞或血流阻力增加均可导致门静脉高压，但以门静脉血流阻力增加更为常见。按阻力增加的部位，可将门静脉高压症分为肝前、肝内和肝后三型。在我国肝内型多见，其中肝炎后肝硬化是引起门静脉高压症的常见病因；但在西方国家，酒精性肝硬化是门静脉高压最常见的原因。由于增生的纤维束和再生的肝细胞结节挤压肝小叶内的肝窦，使其变窄或闭塞，导致门静脉血流受阻，其次由于位于肝小叶间汇管区的肝动脉小分支和门静脉小分支之间的许多动静脉交通支大量开放，引起门静脉压力增高。肝前型门静脉高压症的常见病因是肝外门静脉血栓形成（脐炎、腹腔内感染、胰腺炎、创伤等）、先天畸形（闭锁、狭窄或海绵样变等）和外在压迫。肝前型门静脉高压症患者肝功能多正常或轻度损害，预后较好。肝后型门静脉高压症常见病因包括 Budd-Chiari 综合征、缩窄性心包炎、严重右心衰竭等。

一、护理评估

(一)健康史

应注意询问患者有无肝炎病史、酗酒、血吸虫病病史。既往有无出现肝昏迷、上消化道出血的病史，以及诱发的原因。对于原发病是否进行治疗。

(二)身体状况

1.脾大、脾功能亢进

脾大程度不一，早期质软、活动，左肋缘下可扪及；晚期，脾内纤维组织增生而变硬，活动度减少，左上腹甚至左下腹可扪及肿大的脾脏并能出现左上腹不适及隐痛、胀满，常伴有血白细胞、血小板数量减少，称脾功能亢进。

2.侧支循环建立与开放

门静脉与体静脉之间有广泛的交通支，在门静脉高压时，为了使淤滞在门静脉系统的血液回流,这些交通支大量开放,经扩张或曲张的静脉与体循环的静脉发生吻合而建立侧支循环。主要表现有以下3点。①食管下段与胃底静脉曲张:最常见,出现早,一旦曲张的静脉破裂可引起上消化道大出血,表现为呕血和黑便,是门静脉高压病最危险的并发症。由于肝功能损害引起凝血功能障碍,加之脾功能亢进引起的血小板减少,因此出血不易自止。②脐周围的上腹部皮下静脉曲张。③直肠下、肛管静脉曲张形成痔。

3.腹水

腹水是由于门静脉压力增高,使门静脉系统毛细血管床滤过压增高;同时肝硬化引起的低蛋白血症,造成血浆胶体渗透压下降;以及淋巴液生成增加,使液体从肝表面、肠浆膜面漏入腹腔形成腹水。此外,由于中心血流量减少,刺激醛固酮分泌过多,导致水、钠潴留而加剧腹水形成。

4.肝性脑病

门静脉高压症时由于门静脉血流绕过肝细胞或肝实质细胞功能严重受损,导致有毒物质(如氨、硫醇、γ-氨基丁酸)不能代谢与解毒而直接进入体循环,从而对脑产生毒性作用并出现精神综合征,称为肝性脑病,是门静脉高压的并发症之一。肝性脑病常因胃肠道出血、感染、大量摄入蛋白质、镇静药物、利尿剂而诱发。

5.其他

可伴有肝大、黄疸、蜘蛛病、肝掌、男性乳房发育、睾丸萎缩等。

(三)心理-社会状况

患者因反复发作、病情逐渐加重、面临手术、担心出现严重并发症和手术后的效果而有恐惧心理。另外由于治疗费用过高,长期反复住院治疗,以及生活工作严重受限产生长期的焦虑情绪。

(四)辅助检查

(1)血常规:脾功能亢进时,血细胞计数减少,以白细胞计数降至$3×10^9/L$以下和血小板计数至$70×10^9/L$以下最为明显。出血、营养不良、溶血、骨髓抑制都可引起贫血。

(2)肝功能检查:常有血浆清蛋白降低,球蛋白增高,白、球比例倒置;凝血酶原时间延长;还应作乙型肝炎病原学和甲胎蛋白检查。

(3)食管吞钡X线检查:在食管为钡剂充盈时,曲张的静脉使食管及胃底呈虫蚀样改变,曲张的静脉表现为蚯蚓样或串珠状负影。

（4）腹部超声检查：可显示腹水、肝密度及质地异常、门静脉扩张。

（5）腹腔动脉造影的静脉相或直接肝静脉造影：可以使门静脉系统和肝静脉显影，确定静脉受阻部位及侧支回流情况，还可以为手术提供参考资料。

（五）治疗要点

外科治疗门静脉高压症主要是预防和控制食管胃底曲张静脉破裂出血。

1.食管胃底曲张静脉破裂出血

治疗主要包括非手术治疗和手术治疗。

（1）非手术治疗。①常规处理：绝对卧床休息，立即建立静脉通道，输液、输血扩充血容量；维持呼吸道通畅，防止呕吐物引起窒息或吸入性肺炎。②药物止血：应用内脏血管收缩药，常用药物有垂体后叶素、三甘氨酰酸加压素和生长抑素。③内镜治疗：经纤维内镜将硬化剂直接注入曲张静脉，使之闭塞及黏膜下组织硬化，达到止血和预防再出血目的。④三腔管压迫止血：利用充气的气囊分别压迫胃底和食管下段的曲张静脉，达到止血目的。⑤经颈静脉肝内门体分流术：采用介入放射方法，经颈静脉途径在肝内静脉与门静脉主要分支间建立通道，置入支架以实现门体分流。主要适用于药物和内镜治疗无效、肝功能差不宜急诊手术的患者，或等待肝移植的患者。

（2）手术治疗：上述治疗无效时，应采用手术治疗，多主张行门-奇静脉断流术，目前多采用脾切除加贲门周围血管离断术；若患者一般情况好，肝功能较好的可行急诊分流术。血吸虫性肝硬化并食管胃底静脉曲张且门脉压力较高的，主张行分流术常用术式有门静脉-下腔静脉分流术，脾-肾静脉分流术。

2.严重脾大，合并明显的脾功能亢进

严重脾大，合并明显的脾功能亢进多见于晚期血吸虫病，也见于脾静脉栓塞引起的左侧门静脉高压症。这类患者单纯脾切除术效果良好。

3.肝硬化引起的顽固性腹水

有效的治疗方法是肝移植。其他方法包括 TIPS 和腹腔-上腔静脉转流术。

4.肝移植

已成为外科治疗终末期肝病的有效方法，但供肝短缺，终身服用免疫抑制药的危险，手术风险，以及费用昂贵，限制了肝移植的推广。

二、护理诊断及合作性问题

（一）焦虑或恐惧

其与担心自身疾病的愈后不良，环境改变，对手术效果有疑虑，害怕检查、治疗有关。

(二)有窒息的危险

其与呕吐、咯血和置管有关。

(三)体液不足

其与呕吐、咯血、胃肠减压、不能进食有关。

(四)营养失调

其与摄入低于人体需要量有关。

(五)潜在并发症

上消化道大出血、肝性脑病。

三、护理目标

患者无焦虑和恐惧心情,无窒息发生,能得到及时的营养补充,肝功能及全身营养状况得到改善,体液平衡得到维持,无上消化道大出血、肝性脑病等并发症发生。

四、护理措施

(一)非手术治疗及术前护理

1.心理护理

通过谈话、观察等方法,及时了解患者心理状态,医护人员要针对性地做好解释及思想工作,多给予安慰和鼓励,使之增强信心、积极配合,以保证治疗和护理计划顺利实施。对急性上消化道大出血患者,要专人看护,关心体贴。工作中要冷静静沉着,抢救操作应娴熟,使患者消除精神紧张和顾虑。

2.注意休息

术前保证充分休息,必要时卧床休息。可减轻代谢方面的负担,能增进肝血流量,有利于保护肝功能。

3.加强营养,采取保肝措施

(1)给低脂、高糖、高维生素饮食,一般应限制蛋白质饮食量,但肝功尚好者可给予富含蛋白质饮食。

(2)营养不良、低蛋白血症者静脉输给支链氨基酸、人血清蛋白或血浆等。

(3)贫血及凝血机制障碍者可输给鲜血,肌内注射或静脉滴注维生素 K。

(4)适当使用肌苷、辅酶 A、葡萄糖醛酸内脂(肝泰乐)等保肝药物,补充 B 族维生素、维生素 C、维生素 E,避免使用巴比妥类、盐酸氯丙嗪、红霉素等有害肝功能的药物。

(5)手术前 3～5 天静脉滴注 GIK 溶液(即每天补给葡萄糖200～250 g,并加入胰岛素及氯化钾),以促进肝细胞营养储备。

(6)在出血性休克及合并较重感染的情况下应及时吸氧。

4.防止食管胃底曲张静脉破裂出血

避免劳累及恶心、呕吐、便秘、咳嗽等使腹内压增高的因素;避免干硬食物或刺激性食物(辛辣食物或酒类);饮食不宜过热;口服药片应研成粉末冲服。手术前一般不放置胃管,必要时选细软胃管充分涂以液状石蜡,以轻巧手法协助患者徐徐吞入。

5.预防感染

手术前 2 天使用广谱抗生素。护理操作要遵守无菌原则。

6.分流手术前准备

除以上护理措施外,手术前 2～3 天口服新霉素或链霉素等肠道杀菌剂及甲硝唑,减少肠道氨的产生,防止手术后肝性脑病;手术前 1 天晚清洁灌肠,避免手术后肠胀气压迫血管吻合口;脾-肾静脉分流术前要检查明确肾功能正常。

7.食管胃底静脉曲张大出血三腔管压迫止血的护理

(1)准备:置管前先检查三腔管有无老化、漏气,向患者解释放置三腔管止血的目的、意义、方法和注意事项,以取得患者的配合;将食管气囊和胃气囊分别注气约 150 mL 和 200 mL,观察后气囊是否膨胀均匀、弹性良好,有无漏气,然后抽空气囊,并分别做好标记备用。

(2)插管方法:管壁涂液体石蜡,经患者一侧鼻孔或口腔轻轻插入,边插边嘱患者做吞咽动作,直至插入 50～60 cm;用注射器从胃管内抽得胃液后,向胃气囊注入 150～200 mL 空气,用止血钳夹闭管口,将三腔管向外提拉,感到不再被拉出并有轻度弹力时,利用滑车置在管端悬以0.5 kg重物作牵引压迫。然后抽取胃液观察止血效果,若仍有出血,再向食管气囊注入 100～150 mL 空气以压迫食管下端。置管后,胃管接胃肠减压器或用生理盐水反复灌洗,观察胃内有无新鲜血液吸出。若无出血,同时脉搏、血压渐趋稳定,说明出血已得到控制;反之,表明三腔管压迫止血失败。

(3)置管后护理:①患者半卧位或头偏向一侧,及时清除口腔、鼻咽腔分泌物,防止吸入性肺炎;②保持鼻腔黏膜湿润,观察调整牵引绳松紧度,防止鼻黏膜或口腔黏膜长期受压发生糜烂、坏死;三腔管压迫期间应每 12 小时放气 10～20 分钟,使胃黏膜局部血液循环暂时恢复,避免黏膜因长期受压而糜烂、坏死;③观察、记录胃肠减压引流液的量、颜色,判断出血是否停止,以决定是否需要紧急手术;若气囊压迫 48 小时后,胃管内仍有新鲜血液抽出,表明压迫止血无效,应紧急手术止血;④床旁备剪刀,若气囊上移阻塞呼吸道,可引起呼吸困难甚至窒息,应立即剪断三腔管;⑤拔管:三腔管放置时间不宜超过 3～5 天,以免食管、胃底黏膜长时间受压而缺血、坏死。气囊压迫 24 小时如出血停止,可考虑拔管。放松牵引,先抽空食管气囊、再抽空胃气囊,继续观察 12～24 小时,若无出血,让患者口服液体石蜡 30～50 mL,缓慢拔出三腔管;若再次出血,可继续行三腔管压迫止血或手术。

(二)术后护理

(1)观察病情变化:密切注视有无手术后各种并发症的发生。

(2)防止分流术后血管吻合口破裂出血,48 小时内平卧位或 15°低半卧位;翻身动作宜轻柔;一般手术后卧床 1 周,做好相应生活护理;保持排尿排便通畅;分流术后短期内发生下肢肿胀,可予适当抬高。

(3)防止脾切除术后静脉血栓形成,手术后 2 周内定期或必要时隔天复查 1 次血小板计数,如超过 600×10^9/L 时,考虑给抗凝处理,并注意用药前后凝血时间的变化。脾切除术后不再使用维生素 K 及其他止血药物。

(4)饮食护理,分流术后应限制蛋白质饮食,以免诱发肝性脑病。

(5)加强护肝,警惕肝性脑病:遵医嘱使用高糖、高维生素、能量合剂,禁用有损肝功能的药物。对分流术后患者,特别注意神志的变化,如发现有嗜睡、烦躁、谵妄等表现,警惕是肝性脑病发生,及时报告医师。

(三)健康指导

指导患者保持心情乐观愉快,保证足够的休息,避免劳累和较重体力劳动;禁忌烟酒、过热、刺激性强的食物;按医嘱使用护肝药物,定期来医院复查。

五、护理评价

患者有无焦虑和恐惧心情,有无窒息发生,能否得到及时的营养补充,肝功能及全身营养状况是否得到改善,体液平衡是否得到维持,有无上消化道大出血、肝昏迷等并发症发生。

第四节 胆 石 症

一、疾病概述

(一)概念

胆石症是指胆管系统任何部位发生的结石,包括发生在胆囊和胆管内的结石,是胆管系统的最普遍疾病。其发病率随年龄增长而增高。在我国,胆石症已由以胆管的胆色素结石为主转变为胆囊的胆固醇结石为主,胆石症的患病率为0.9%～10.1%,平均5.6%;男女比例为1∶2.57。近二十余年来,随着影像学(B型超声、CT及MRI等)检查的普及,在自然人群中,胆石症的发病率达10%左右,国内尸检结果报告,胆石症的发生率为7%。随着生活水平的提高及饮食习惯的改变,胆石症的发生率有逐年增高的趋势,我国的胆结石以胆管的胆色素结石为主逐渐转变为以胆囊的胆固醇结石为主。

(二)相关病理生理

多年来的研究已证明,胆石是在多种因素影响下,经过一系列病理生理过程而形成的。这些因素包括胆汁成分的改变、过饱和胆汁或胆固醇呈过饱和状态、胆汁囊泡及胆固醇单水晶体的沉淀、促成核因子与抗成核因子的失调、胆囊功能异常、氧自由基的参与及胆管细菌、寄生虫感染等。部分胆管结石并不引起后果。一般胆石引起胆囊炎、结石嵌顿或阻塞胆管是重要和常见的后果。小的胆囊结石可移动到胆囊管、胆总管而使其发生堵塞,还可到达十二指肠内胆总管的末端。

(三)胆石的成因

胆石的成因非常复杂,迄今仍未完全明确,可能是多种因素综合作用的结果。有大量的研究探讨并从不同的侧面阐述了胆石的成因,提出了诸如胆固醇过饱和学说、β-葡萄糖醛酸苷酶学说、胆红素钙沉淀-溶解平衡学说等。随着生物医学的不断发展,人们对胆石形成诱因的认识也在不断深入。主要归纳为以下几个方面。

1.胆管感染

各种原因所致胆汁滞留,细菌或寄生虫侵入胆管而致感染。细菌产生的β-

葡萄糖醛酸酶和磷脂酶能水解胆汁中的脂质,使可溶性的结合胆红素水解为游离胆红素,后者与钙结合形成胆红素钙,促使胆色素结石形成。

2.胆管异物

胆汁中的脱落上皮、炎症细胞、寄生虫残体和虫卵可构成胆红素钙结石的核心。胆管手术后的手术线结或 Oddi 括约肌功能紊乱时,食物残渣随肠内容物反流入胆管成为结石形成的核心。

3.胆管梗阻

胆管梗阻引起胆汁淤滞,胆汁排出受阻,为胆红素钙的析出、沉淀、成核、聚积成石做了时间上的准备。其中的胆色素在细菌的作用下分解为非结合性胆红素,形成胆色素结石。

4.代谢因素

胆汁内的主要成分为胆盐、磷脂酰胆碱和胆固醇。正常情况下,保持相对高的浓度而又成溶解状态,3 种成分按一定比例组成。胆固醇一旦代谢失调,如回肠切除术后,胆盐的肝肠循环被破坏,三种成分聚合点落在 ABC 曲线范围外,即可使胆固醇呈过饱和状态并析出、沉淀、结晶,从而形成胆固醇结石。此外,胆汁中的某些成核因子(如糖蛋白、黏蛋白和 Ca^{2+} 等)有明显的促成核作用,缩短了成核时间,促进结石的生长。

5.胆囊功能异常

胆囊排空障碍,淤胆是胆囊结石形成的动力学机制,为结石生长提供了充足的时间和空间。

6.其他

雌激素会影响肝内葡萄糖醛酸胆红素的形成,使非结合胆红素增高,而雌激素又影响胆囊排空,引起胆汁淤滞,促发结石形成。绝经后用雌激素者,胆结石发病率明显增高;遗传因素与胆结石的成因有关。

(四)胆石的分类

从胆石含有的化学成分的种类来看,所有的胆石都大致相同:有胆固醇、胆红素、糖蛋白、脂肪酸、胆汁酸、磷脂等有机物,碳酸盐、磷酸盐等无机盐,以及钙、镁、铜、铁等十余种金属元素。但不同的结石中,各种化学成分的含量却差别甚大。

(1)根据结石的主要成分将常见的结石分为三大类:胆固醇结石、胆色素结石和混合性结石。其中以胆固醇结石最为多见。其他少见的结石有:以脂肪酸盐为主要成分的脂肪酸盐结石、以蛋白质为主要成分的蛋白结石。①胆固醇结石：主要成分是胆固醇。成石诱因为脂类代谢紊乱。结石质坚，色白或浅黄。80%胆固醇结石位于胆囊内。小结石可通过胆囊管降入胆总管成为继发性胆总管结石；肝内胆管结石中虽然也有胆固醇结石，但极罕见。②胆色素结石：分为棕色胆色素结石和黑色胆色素结石两个亚类，主要成分都是胆红素的化合物，包括胆红素酸与钙等金属离子形成的盐和螯合型高分子聚合物。③混合型结石。

(2)根据胆石在胆管中的位置分类，可分为：①胆囊结石，指位于胆囊内的结石，其中70%以上是胆固醇结石；②肝外胆管结石；③肝内胆管结石。其中胆囊结石约占结石总数的50%。

(五)胆囊结石

1.概念

胆囊结石是指发生在胆囊内的结石，常与急性胆囊炎并存。是胆管系统的常见病、多发病。在我国，其患病率为7%～10%，其中70%～80%的胆囊结石为胆固醇结石，约25%为胆色素结石。多见于女性，男女比例为1：2～3。40岁以后发病率随着年龄增长呈增高的趋势，随着年龄增长性别差异逐渐缩小，老年男女发病比例基本相等。

2.病因

对胆囊结石，尤其是胆固醇结石成因的研究一度成为胆管外科的热点。研究表明，胆囊结石的形成不仅有多种生物学因素的影响，遗传因素和环境因素也是不可忽视的条件。胆囊结石是综合性因素作用的结果，主要与胆汁中胆固醇过饱和、胆固醇成核过程异常及胆囊功能异常有关。这些因素引起胆汁的成分和理化性质发生变化，使胆汁中的胆固醇呈过饱和状态，沉淀析出、结晶而形成结石。胆囊结石有明显的"4F征"，即 female(女性)、forty(40岁)、fat(肥胖)、fertile(多产次)。此外，相关疾病也与胆石症的发生有关，如肝硬化患者的胆石症患病率高于非肝硬化患者；糖尿病患者的胆石症患病率也明显增高；多数胆囊结石含有胆固醇部分，而胆固醇饱和指数与血脂有关，故胆囊结石与血清总胆固醇水平呈正相关；胃切除术后，患者容易并发胆石症。

3.病理生理

饱餐、进食油腻食物后胆囊收缩，或睡眠时体位改变致结石移位并嵌顿于胆囊颈部，导致胆汁排出受阻，胆囊强烈收缩而发生胆绞痛。结石长时间持续嵌顿和压迫胆囊颈部，或排入并嵌顿于胆总管，临床可出现胆囊炎、胆管炎或梗阻性黄疸，称为 Mirizzi 综合征。较小的结石可经过胆囊管排入胆总管，形成继发性胆管结石。进入胆总管的结石在通过胆总管下端时可损伤 Oddi 括约肌或嵌顿于壶腹部引起胆源性胰腺炎；较大结石可经胆囊十二指肠瘘进入小肠引起个别患者发生胆石性肠梗阻。此外，结石及炎症反复刺激胆囊黏膜可诱发胆囊癌。若胆囊结石长期嵌顿而未合并感染时，积聚于胆囊胆汁中的胆色素被胆囊膜吸收，加上胆囊分泌的黏性物质而形成胆囊积液，积液呈无色透明，称为白色胆汁。

4.临床表现

部分单发或多发的胆囊结石，在胆囊内自由存在，不易发生嵌顿，很少产生症状，被称为无症状胆囊结石。约30％的胆囊结石患者可终身无临床症状。仅于体检或手术时发现的结石称为静止性结石。单纯性胆囊结石，未合并梗阻或感染时，在早期常无临床症状，大多数是在常规体检、手术或尸体解剖中偶然发现，或仅有轻微的消化系统症状被误认为是胃病而没有及时就诊。当结石嵌顿时，则可出现明显症状和体征。

(1)症状。①胆绞痛为典型的首发症状，表现为突发的右上腹、阵发性剧烈绞痛。临床症状也可在几小时后自行缓解。常发生于饱餐、进食油腻食物后或睡眠时，是由于油腻饮食后胆囊素大量分泌，胆囊平滑肌痉挛，收缩功能增强，引起胆囊内压力增高；加之胆汁酸刺激胆囊黏膜，胆囊壁充血、水肿、炎性物质渗出，导致急性胆囊炎发生；或由于睡眠时体位改变，导致结石移位并嵌顿于胆囊颈部，胆汁不能通过胆囊颈和胆囊管排出，导致胆囊内压力增高，胆囊强烈收缩所致。有部分患者可以在几小时后临床症状自行缓解。如果胆囊结石嵌顿持续不缓解，胆囊继续增大、积液，甚至合并感染，从而进展为急性胆囊炎。如果治疗不及时，少部分患者可以进展为急性化脓性胆囊炎或胆囊坏疽，严重时可发生胆囊穿孔，临床后果严重。多数患者有右肩部、肩胛部或背部放射性疼痛，常伴有恶心、呕吐、厌油、腹胀等消化不良症状。②消化道症状主要表现为上腹部或右上腹部闷胀不适、饱胀、嗳气、恶心、呕吐、厌食、呃逆等非特异性的消化道症状。大多数患者仅在进食后，特别是进食油腻食物后，胃肠道症状更明显，服用治"胃病"药物多可缓解，易被误诊。

(2)体征。①腹部体征有时可在右上腹部触及肿大的胆囊。可有右上腹胆囊区压痛，若继发感染，右上腹部可有明显压痛、肌紧张或反跳痛。检查者将左手平放于患者右肋部，拇指置于右腹直肌外缘于肋弓交界处，嘱患者缓慢深吸气，使肝脏下移，若患者因拇指触及肿大的胆囊引起疼痛而突然屏气，称为 Murphy 征阳性。②胆囊结石形成 Mirizzi 综合征时黄疸明显。黄疸时常有尿色变深、粪色变浅。

5.辅助检查

(1)腹部超声是胆囊结石病首选的诊断方法,特异性高、诊断准确率高达96%以上。

(2)口服胆囊造影胆囊显影率很高,可达80%以上,故可发现胆囊内,甚至肝外胆管内有无结石存在。但由于显影受到较多因素的影响,故诊断胆囊结石的准确率仅为50%～60%。

(3)CT 或 MRI 检查:经 B 超检查未能发现病变时,可进一步作 CT 或 MRI检查。CT 扫描对含钙的结石敏感性很高,常可显示直径为 2 mm 的小结石,CT 扫描诊断胆石的准确率可达 80%～90%。平扫即可显示肝内胆管总肝管、胆总管及胆囊内的含钙量高的结石;经口服或静脉注射造影剂后,CT 可显示胆色素性结石和混合性结石,亦能显示胆囊内的泥沙样结石。CT 扫描对单纯胆固醇性结石有时易发生漏诊。近年来 MRI 诊断技术已逐渐应用于临床,其对胆石的诊断正确率也很高。由于 CT 或 MRI 检查的费用较昂贵,所以一般不作为首选的检查方法。

6.主要处理原则

胆囊结石治疗的历史较长、方法较多,但仍以外科手术治疗为主。胆石症的治疗目的在于缓解症状、消除结石、减少复发、避免并发症的发生。急性发作期宜先行非手术治疗,待症状控制后,进一步检查,明确诊断;如病情严重,非手术治疗无效,应在初步诊断的基础上及时进行手术治疗。

(1)非手术治疗。①适应证,初次发作的青年患者;经非手术治疗症状迅速缓解者;临床症状不典型者;发病已逾 3 天,无紧急手术指征且在非手术治疗下症状有消退者。合并严重心血管疾病不能耐受手术的老年患者。②常用的非手术疗法主要包括卧床休息、禁饮食、低脂饮食或胃肠减压、输液、纠正水电解质和酸碱平衡紊乱、合理使用抗生素、解痉止痛和支持对症处理。有休克应加强抗休克的治疗,如吸氧、维持血容量、及时使用升压药物等。还可采用溶石疗法、排石疗法、体外冲击波碎石治疗等。

(2)手术治疗。①适应证,胆囊造影时胆囊不显影;结石直径超过 2 cm;胆囊萎缩或瓷样胆囊;B 超提示胆囊局限性增厚;病程超过 5 年,年龄在 50 岁以上的女性患者;结石嵌顿于颈部或胆囊管;慢性胆囊炎,结石反复发作引起临床症状;无症状,但结石已充满整个胆囊。②胆囊切除术是胆囊结石治疗的首选方法。但对无症状的胆囊结石,一般无须立即手术切除胆囊,只需观察和随诊。根据病情选择经腹或腹腔镜作胆囊切除术。继发胆管感染的患者,最好是待控制

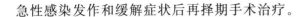

急性感染发作和缓解症状后再择期手术治疗。

(六)胆管结石

1.概念

胆管结石为发生在肝内、外胆管的结石。又分为原发性和继发性胆管结石。原发于胆囊的结石迁徙到肝外胆管,称继发性胆管结石;不是来自胆囊,而是直接在肝外胆管生成的结石,称原发性胆管结石。因此,凡是不伴有胆囊结石者可确认为原发性胆管结石。但伴有胆囊结石的胆管结石是原发性还是继发性,要具体分析。肝内胆管结石无论是否合并胆囊结石,均为原发性胆管结石。

2.病因

胆管结石的主要原因包括胆汁淤滞、细菌感染和脂类代谢异常。肝外胆管结石的形成除上述原因外,胆管内异物,如虫卵和蛔虫的尸体亦可成为结石的核心;胆囊内结石或肝内胆管结石在某些因素作用下进入肝外胆管(左右肝管汇合部以下)引起肝外胆管结石。

3.病理生理

胆管结石所致的病理生理改变与结石的部位、大小及病史的长短有关。胆管结石可引起胆管不同程度的梗阻,梗阻可使近端胆管呈现不同程度的扩张、管壁增厚、胆汁滞留在胆管内;胆管壁的充血、水肿进一步加重梗阻,使之从不完全梗阻变为完全性梗阻而出现梗阻性黄疸。胆管的完全性梗阻可激发化脓性感染,引起急性梗阻性化脓性胆管炎;脓液在胆管内积聚,使胆管内压力继续升高,当胆管内压力超过1.96 kPa(20 cmH$_2$O)时,细菌和毒素可随胆汁逆流入血,引起脓毒血症;当感染致胆管壁坏死、破溃,甚至形成胆管与肝动脉或门静脉瘘时,可并发胆管大出血。胆管的梗阻和化脓性感染可造成肝细胞损害,甚至肝细胞坏死或形成肝源性肝脓肿;长期梗阻和/或反复发作可引起胆汁性肝硬化和门静脉高压症。当结石嵌顿于胆总管壶腹部时,可造成胰液排出受阻甚至发生逆流而引起胆源性急、慢性胰腺炎。

肝内胆管结石可局限于一叶或一段肝内,也可弥漫分布于所有肝内胆管,临床以左叶及右叶肝内胆管结石多见。其基本病理生理改变为结石导致的肝内胆管狭窄或扩张、胆管炎及肝纤维组织增生、肝硬化、萎缩,甚至癌变。

4.分类

根据胆管结石发病的病因,胆管结石可分为原发性胆管结石和继发性胆管结石。在胆管内形成的结石称为原发性胆管结石,以胆色素结石和混合性结石多见。胆管内结石来自胆囊结石者,称为继发性胆管结石,以胆固醇结石多见。

根据结石所在的部位,胆管结石可分为肝外胆管结石和肝内胆管结石。肝管分叉部以下的胆管结石为肝外胆管结石,肝管分叉部以上的胆管结石为肝内胆管结石。

5.临床表现

临床表现取决于胆管有无梗阻、感染及其程度。当结石阻塞胆管并继发感染时,典型的表现是反复发作的腹痛、寒战高热和黄疸,称为查科三联征。

(1)肝外胆管结石。①腹痛多为剑突下或右上腹部阵发性绞痛,或持续性疼痛、阵发性加剧,呈阵发性刀割样,疼痛常向右肩背部放射。这是由于结石下移嵌顿于胆总管下端或壶腹部,刺激胆管平滑肌,引起 Oddi 括约肌痉挛收缩和胆管高压所致。②寒战、高热是结石阻塞胆管并继发感染后引起的全身性中毒症状。由于胆管梗阻,胆管内压升高,感染随胆管逆行扩散,细菌和毒素通过肝窦入肝静脉进入体循环,引起菌血症或毒血症。多发生于剧烈腹痛后,体温可高达 39～40 ℃,呈弛张热热型,伴有寒战。③黄疸是胆管梗阻后胆红素逆流入血所致。胆管结石嵌于 Vater 壶腹部不缓解,1～2 天后即可出现黄疸。患者首先表现为尿黄,接着出现巩膜黄染,然后出现皮肤黄染伴瘙痒。黄疸的程度取决于梗阻的程度及是否继发感染,若梗阻不完全或结石有松动,则黄疸程度轻,且呈波动性;若为完全性梗阻,则黄疸呈进行性加深。若梗阻性黄疸长期未得到解决,将会导致严重的肝功能损害。部分患者结石嵌顿不重,阻塞的胆管近端扩张,胆石可漂移上浮,或小结石通过壶腹部排入十二指肠,使上述症状缓解。间歇性黄疸是肝外胆管结石的特点。④消化道症状多数患者有恶心、腹胀、嗳气、厌食油腻食物等。

(2)肝内胆管结石:常与肝外胆管结石并存,其临床表现与肝外胆管结石相似。一般没有肝外胆管结石那样典型和严重。位于周围胆管的小结石平时可无症状。当胆管梗阻和感染仅发生在部分肝叶、段胆管时,患者可无症状或仅有轻微的肝区和患侧背部胀痛。位于Ⅱ、Ⅲ级胆管的结石平时只有肝区不适或轻微疼痛。结石位于Ⅰ、Ⅱ级胆管或整个肝内胆管充满结石,患者会有肝区胀痛,常无胆绞痛,一般无黄疸。若一侧肝内胆管结石合并感染而未能及时治疗,并发展为叶、段胆管积脓或肝脓肿时,则出现寒战、高热、轻度黄疸,甚至休克,称为急性梗阻性化脓性胆管炎(acute obstructive suppurative cholangitis,AOSC)。1983 年,我国胆管外科学组建议将原"AOSC"改称为急性重症胆管炎(acute cholangitis of sever type,ACST),因为,胆管梗阻引起的急性化脓性胆管炎并非全部表现为 AOSC,还有一部分表现为没有休克的轻型急性化脓性胆管炎,而且后者为多数。因此,目前在我国,AOST 一词已逐渐被废弃,被更能反映实际病因、病例特点的 ACST 替代。患者可由于长时间发热、消耗而出现消瘦、体弱等表现。部分患者可有肝大、肝区压痛和叩痛等体征。

6.辅助检查

(1)实验室检查:血常规检查可见血白细胞计数和中性粒细胞比例明显升高;血清胆红素、转氨酶和碱性磷酸酶升高。尿液检查示尿胆红素升高,尿胆原降低甚至消失,粪便检查示粪中尿胆原减少。高热时血细菌培养阳性,以大肠埃希菌最多见,厌氧菌感染也属常见。

(2)影像学检查:B超诊断肝内胆管结石的准确率可达 100%。检查可显示胆管内结石影,提示胆石存在的部位、胆管有无扩张、有无肝萎缩。同时可提供是否合并肝硬化、脾大、门静脉高压及肝外胆管结石等信息。PTC、ERCP 或 MRCP 等检查可显示梗阻部位、程度、结石大小和数量等。

7.处理原则

处理原则以手术治疗为主。原则为解除胆管梗阻或狭窄,取净结石,去除感染灶。肝内胆管结石的治疗难度明显高于肝外胆管结石。胆管术后常放置T引流管。主要目的是:①引流胆汁和减压,防止因胆汁排出受阻导致胆总管内压力增高、胆汁外漏而引起胆汁性腹膜炎;②引流残余结石,使胆管内残余结石,尤其是泥沙样结石通过 T 管排出体外;③支撑胆管,防止胆总管切口瘢痕狭窄、管腔变小、粘连狭窄等;④经 T 管溶石或造影等。

此外,术后注意调整水、电解质及酸碱失衡,合理应用抗生素,注意保护肝功能。

二、护理评估

(一)一般评估

1.生命体征(T、P、R、Bp)

胆石症患者如与细菌感染并存,可出现体温偏高,疼痛刺激可能会导致心率加快、呼吸频率加快、血压上升,应监测生命体征的变化。还要注意评估患者的神志、皮肤色泽、肢端循环、尿量等,以判断有无休克的发生。

2.患者主诉

腹痛、腹胀、恶心等不适症状,发病及诊治经过等。

3.相关记录

体重、体位、饮食、面容与表情、皮肤、出入量等。

(二)身体评估

1.视诊

面部表情、皮肤黏膜颜色(黄疸、贫血)、体态、体位、腹部外形等。

2.触诊

(1)腹部触诊:腹壁紧张度、压痛与反跳痛、腹腔内包块。

(2)胆囊触诊:胆囊肿大、Murphy 征等。

3.叩诊

胆囊叩击痛(胆囊炎的重要体征)。

4.听诊

一般无特殊。

(三)心理-社会评估

患者在疾病治疗过程中的心理反应与需求,家庭及社会支持情况,引导患者正确配合疾病的治疗与护理。

(四)辅助检查阳性结果评估

1.实验室检查

胆管结石血常规检查可见血白细胞计数和中性粒细胞比例明显升高;血清胆红素、转氨酶和碱性磷酸酶升高,凝血酶原时间延长。尿液检查示尿胆红素升高,尿胆原降低甚至消失,粪便检查示粪中尿胆原减少。

2.影像学检查

胆囊结石 B 超检查可显示胆囊内结石影;胆管结石可显示胆管内结石影,近端胆管扩张。PTC、ERCP 或 MRCP 等检查可显示梗阻部位、程度、结石大小和数量等。

(五)治疗效果的评估

1.非手术治疗评估要点

生命体征平稳、疼痛缓解。

2.手术治疗评估要点

(1)患者自觉症状:有无腹痛、恶心、呕吐的情况。

(2)生命体征稳定,无腹部疼痛(术后伤口疼痛除外)。

(3)腹部及全身体征:腹部无阳性体征、肠鸣音恢复正常、皮肤无黄染及瘙痒等不适。

(4)伤口愈合情况:一期愈合。

(5)T管引流的评估:引流液色泽正常、引流量逐渐减少。

(6)结合辅助检查:如胆管造影无结石残留或结合B超检查判断。

三、主要护理诊断(问题)

(一)疼痛

疼痛与胆囊结石突然嵌顿、胆汁排空受阻致胆囊强烈收缩及手术后伤口疼痛有关。

(二)体温过高

体温过高与细菌感染致急性胆囊炎或胆管结石梗阻导致急性胆管炎有关。

(三)知识缺乏

知识缺乏与缺乏胆石症和腹腔镜手术相关知识、引流管及饮食保健知识有关。

(四)有体液不足的危险

体液不足与恶心、呕吐及感染性休克有关。

(五)营养失调

营养低于机体需要量与胆汁流动途径受阻有关。

(六)焦虑

焦虑与手术及不适有关。

(七)潜在并发症

(1)术后出血:与术中结扎血管线脱落、肝断面渗血及凝血功能障碍有关。

(2)胆瘘:与胆管损伤、胆总管下端梗阻、T管引流不畅等有关。

(3)胆管感染:与腹部切口及多种置管(引流管、导尿管、输液管)有关。

(4)胆管梗阻:与手术及引流不畅有关。

(5)水、电解质平衡紊乱:与患者恶心、呕吐、体液补充不足有关。

(6)皮肤受损:与胆管梗阻、胆盐沉积致皮肤黄疸、瘙痒及术后胆汁渗漏有关。

四、主要护理措施

(一)减轻或控制疼痛

根据疼痛的程度,采取非药物或药物方法止痛。

1.加强观察

观察疼痛的程度、性质;发作的时间、诱因及缓解的相关因素;与饮食、体位、睡眠的关系;腹膜刺激征及 Murphy 征是否阳性等,为进一步治疗和护理提供依据。

2.卧床休息

协助患者采取舒适体位,指导其有节律的深呼吸,达到放松和减轻疼痛的效果。

3.合理饮食

根据病情指导患者进食清淡饮食,忌食油腻食物;病情严重者予以禁食、胃肠减压,以减轻腹胀和腹痛。

4.药物止痛

对诊断明确的剧烈疼痛者,可遵医嘱通过口服、注射等方式给予消炎利胆、解痉或止痛药,以缓解疼痛。

(二)降低体温

根据患者的体温情况,采取物理降温和/或药物降温的方法尽快降低患者的体温。遵医嘱应用足量有效的抗菌药,以有效控制感染,恢复患者正常体温。

(三)营养支持

对于梗阻未解除的禁食患者,通过胃肠外途径补充足够的热量、氨基酸、维生素、水、电解质等,以维持良好的营养状态。对梗阻已解除、进食量不足者,指导和鼓励患者进食高蛋白、高碳水化合物、高维生素和低脂饮食。

(四)皮肤护理

1.提供相关知识

胆管结石患者常因胆管梗阻致胆汁淤滞、胆盐沉积而引起皮肤瘙痒等,应告知患者相关知识,不可用手抓挠,防止抓破皮肤。

2.保持皮肤清洁

可用温水擦洗皮肤,减轻瘙痒。瘙痒剧烈者,遵医嘱使用外用药物和/或其他药物治疗。

3.注意引流管周围皮肤的护理

若术后放置引流管,应注意其周围皮肤的护理。若引流管周围见胆汁样渗出物,应及时更换被胆汁浸湿的敷料,局部皮肤涂氧化锌软膏,防止胆汁刺激和损伤皮肤。

(五)心理护理

关心体贴患者,使患者保持良好情绪,减轻焦虑,安心接受治疗与护理。

(六)并发症的预防与护理

1.出血的预防和护理

术后早期出血的原因多由于术中结扎血管线脱落、肝断面渗血及凝血功能障碍所致,应加强预防和观察。

(1)卧床休息:对于肝部分切除术后的患者,术后应卧床3~5天,以防过早活动致肝断面出血。

(2)改善和纠正凝血功能:遵医嘱予以维生素 K 110 mg 肌内注射,每天2次,以纠正凝血机制障碍。

(3)加强观察:术后早期若患者腹腔引流管内引流出血性液增多,每小时100 mL,持续3小时以上,或患者出现腹胀、腹围增大,伴面色苍白、脉搏细速、血压下降等表现时,提示患者可能有腹腔内出血,应立即报告医师,并配合医师进行相应的急救和护理。治疗上如经积极的保守治疗效果不佳,则应及时采用介入治疗或手术探查止血。

2.胆瘘的预防和护理

胆管损伤、胆总管下端梗阻、T 管引流不畅等均可引起胆瘘。

(1)加强观察:术后患者若出现发热、腹胀、腹痛等腹膜炎的表现,或患者腹腔引流液呈黄绿色胆汁样,常提示患者发生胆瘘。应及时与医师联系,并配合进行相应处理。

(2)妥善固定引流管:无论是腹腔引流管还是 T 管,均应用缝线或胶布将其妥善固定于腹壁,避免将管道固定在床上,以防患者在翻身或活动时被牵拉而脱出,T 管引流袋挂于床旁应低于引流口平面。对躁动及不合作的患者,应采取相应的防护措施,防止脱出。

(3)保持引流通畅:避免腹腔引流管或 T 管扭曲、折叠及受压,定期从引流管的近端向远端挤捏,以保持引流通畅,术后5~7天内,禁止加压冲洗引流管。

(4)观察引流情况:定期观察并记录引流管引出胆汁的量、颜色及性质。正常成人每天分泌胆汁的量为800~1 200 mL,呈黄绿色、清亮、无沉渣、有一定黏性。术后24小时内引流量为300~500 mL,恢复进食后,每天可有 600~700 mL,以后逐渐减少至每天 200 mL 左右。术后1~2天胆汁的颜色可呈淡黄色、混浊状,以后逐渐加深、清亮。若胆汁突然减少甚至无胆汁引出,提示引流管阻塞、受压、扭曲、折叠或脱出,应及时查找原因和处理;若引出胆汁量较多,常提示胆管下端梗阻,应进一步检查,并采取相应的处理措施。

3.感染的预防和护理

(1)采取合适体位:病情允许时应采取半坐或斜坡卧位,以利于引流和防止腹腔内渗液积聚于膈下而发生感染;平卧时引流管的远端不可高于腋中线,坐位、站立或行走时不可高于腹部手术切口,以防止引流液和/或胆汁逆流而引起感染。

(2)加强皮肤护理:每天清洁、消毒腹壁引流管口周围皮肤,并覆盖无菌纱布,保持局部干燥,防止胆汁浸润皮肤而引起炎症反应。

(3)加强引流管护理:定期更换引流袋,并严格执行无菌技术操作。

(4)保持引流通畅:避免腹腔引流管或T管扭曲、折叠和滑脱,以免胆汁引流不畅、胆管内压力升高而致胆汁渗漏和腹腔内感染。

(七)T管拔管的护理

若T管引流出的胆汁色泽正常,且引流量逐渐减少,可在术后10天左右,试行夹管1～2天,夹管期间应注意观察病情,患者若无发热、腹痛、黄疸等症状,可经T管做胆管造影,如造影无异常发现,在持续开放T管24小时充分引流造影剂后,再次夹管2～3天,患者仍无不适时即可拔管。拔管后残留窦道可用凡士林纱布填塞,1～2天可自行闭合。若胆管造影发现有结石残留,则需保留T管6周以上,再做取石或其他处理。

五、护理效果评估

(1)患者自觉症状好转(腹痛等不适消失),食欲增加。

(2)疾病愈合良好,无并发症发生。

(3)患者对疾病的心理压力得到及时的调适与干预。

(4)患者依从性较好,并对疾病的治疗和预防有一定的了解。

第五节 胆 囊 炎

一、疾病概述

(一)概念

胆囊炎是指发生在胆囊的细菌性和/或化学性炎症。根据发病的缓急和病程的长短分为急性胆囊炎、慢性胆囊炎和慢性胆囊炎急性发作 3 类。约 95% 的急性胆囊炎患者合并胆囊结石,称为急性胆石性胆囊炎;未合并胆囊结石者,称为急性非结石性胆囊炎。胆囊炎的发病率很高,仅次于阑尾炎。年龄多见于 35 岁以后,以 40～60 岁为高峰。女性发病率约为男性的 4 倍,肥胖者多于其他体型者。

(二)病因

1.急性胆囊炎

急性胆囊炎是外科常见急腹症,其发病率居于炎性急腹症的第二位,仅次于急性阑尾炎,女性居多。急性胆囊炎的病因复杂,胆囊结石和细菌感染是引发急性胆囊炎的两大重要因素,主要包括以下几点。

(1)胆道阻塞:由于结石阻塞或嵌顿于胆囊管或胆囊颈,导致胆汁排出受阻,胆汁潴留,其中水分吸收而胆汁浓缩,胆汁中的胆汁酸刺激胆囊黏膜而引起水肿、炎症,甚至坏死。90%～95% 的急性胆囊炎与胆石有关,在少数情况下,胰液从胰管和胆总管共同的腔道中反流,也可进入胆囊产生化学性刺激。结石亦可直接损伤受压部位的胆囊黏膜引起炎症。此外,胆囊颈或胆囊管腔的狭窄,或受到管外肿块的压迫也可以导致阻塞。胆管和胆囊颈结石嵌塞是引起急性胆囊炎重要的诱因。

(2)细菌入侵:急性胆囊炎时胆囊胆汁的细菌培养阳性率可高达 80%～90%,包括需氧菌与厌氧菌感染,其中大肠埃希菌最为常见。细菌多来源于胃肠道,致病菌通过胆道逆行、直接蔓延或经血液循环和淋巴途径入侵胆囊。结石压迫局部囊壁的静脉,使静脉回流受阻而淤血、出血,以至坏死而引起炎症。

(3)化学性刺激:胆汁酸、逆流的胰液和溶血卵磷脂,对细胞膜有毒性作用和损伤作用。

(4)病毒感染:乙肝病毒可以侵犯许多组织和器官,可以在胆管上皮中复制,对胆道系统有直接的侵害作用。

(5)胆囊的血流灌注量不足:如休克和动脉硬化等,可引起胆囊黏膜的局灶性坏死。

(6)其他:严重创伤、烧伤后、严重过敏、长期禁食或与胆囊无关的大手术等导致的内脏神经功能紊乱时发生急性胆囊炎。

2.慢性胆囊炎

大多继发于急性胆囊炎,是急性胆囊炎反复发作的结果。有较多的病例直接由化学刺激引起。胆囊结石或有阻塞常伴有慢性胆囊炎,这些原因不去除,浓缩胆汁长期刺激可造成慢性炎症。结石和慢性胆囊炎的关系尤为密切,约95％的慢性胆囊炎有胆石存在和反复急性发作的病史。

(三)病理生理

1.急性胆囊炎

(1)急性结石性胆囊炎:当结石致胆囊管梗阻时,胆汁淤积,胆囊内压力升高,胆囊肿大、黏膜充血、水肿,渗出增多;镜下可见血管扩张和炎性细胞浸润,称为急性单纯性胆囊炎。若梗阻未解除或炎症未控制,病情继续发展,病变可累及胆囊壁的全层,胆囊壁充血、水肿加重,出现瘀斑或脓苔,部分黏膜坏死脱落,甚至浆膜液有纤维素和脓性渗出物;镜下可见组织中有广泛的中性粒细胞浸润,黏膜上皮脱落,即为急性化脓性胆囊炎;还可引起胆囊积脓。若梗阻仍未解除,胆囊内压力继续升高,胆囊壁张力增高,导致血液循环障碍时,胆囊组织除上述炎性改变外,整个胆囊呈片状缺血坏死;镜下见胆囊黏膜结构消失,血管内外充满红细胞,即为急性坏疽性胆囊炎。若胆囊炎症继续加重,积脓增多,胆囊内压力增高,在胆囊壁的缺血、坏死或溃疡处极易造成穿孔,会引起胆汁性腹膜炎,穿孔部位常在颈部和底部,如胆囊坏疽穿孔发生过程较慢,周围粘连包裹,则形成胆囊周围脓肿。

(2)急性非结石性胆囊炎:病理过程与急性结石性胆囊炎基本相同,但急性非结石性胆囊炎更容易发生胆囊坏疽和穿孔,约75％的患者发生胆囊坏疽,15％的患者出现胆囊穿孔。

2.慢性胆囊炎

慢性胆囊炎是胆囊炎症和结石的反复刺激,胆囊壁炎性细胞浸润和纤维组织增生,胆囊壁增厚,可与周围组织粘连,甚至出现胆囊萎缩,失去收缩和浓缩胆汁的功能。可分为慢性结石性胆囊炎和慢性非结石性胆囊炎两大类,前者占本病的70％～80％,后者占20％～30％。

(四)临床表现

1.急性胆囊炎

(1)症状。①腹痛:多数患者有上腹部疼痛史,表现为右上腹阵发性绞痛,常在饱餐、进食油腻食物后或夜间发作,疼痛可放射至右肩及右肩胛下。②消化道症状:患者腹痛发作时常伴恶心、呕吐、厌食等消化道症状。③发热或中毒症状:根据胆囊炎症反应程度的不同,患者可出现不同程度的体温升高和脉搏加速。

(2)体征。①腹部压痛:早期可有右上腹压痛或叩痛。胆囊化脓坏疽时可扪及肿大的胆囊,可有不同程度和不同范围的右上腹压痛,或右季肋部叩痛,墨菲(Murphy)征常为阳性,伴有不同程度的肌紧张,如胆囊张力大时更加明显。腹式呼吸可因疼痛而减弱,常显吸气性抑制。②黄疸:10%～25%的患者可出现轻度黄疸,多见于胆囊炎症反复发作合并 Mirizzi 综合征的患者。

2.慢性胆囊炎

临床症状常不典型,主要表现为上腹部饱胀不适、厌食油腻和嗳气等消化不良的症状,以及右上腹和肩背部隐痛。多数患者曾有典型的胆绞痛病史。体检可发现右上腹胆囊区压痛或不适感,Murphy 征可呈弱阳性,如胆囊肿大,右上腹肋下可及光滑圆性肿块。在并发胆道急性感染时可有寒战、发热等。

(五)辅助检查

1.急性胆囊炎

(1)实验室检查:血常规检查可见血白细胞计数和中性粒细胞比例升高;部分患者可有血清胆红素、转氨酶、AKP(碱性磷酸酶)和淀粉酶升高。

(2)影像学检查:B 超检查可显示胆囊肿大,胆囊壁增厚,大部分患者可见胆囊内有结石光团。^{99m}Tc-EHIDA检查,急性胆囊炎时胆囊常不显影,但不作为常规检查。

2.慢性胆囊炎

B 超检查是慢性胆囊炎首选的辅助检查方法,可显示胆囊增大,胆囊壁增厚,胆囊腔缩小或萎缩,排空功能减退或消失,并可探知有无结石。此外,CT、MRI、口服胆囊造影、腹部 X 线平片等也是重要的检查手段。

(六)主要处理原则

主要为手术治疗,手术时机和手术方式取决于患者的病情。

1.非手术治疗

(1)适应证:诊断明确、病情较轻的急性胆囊炎患者;老年人或伴有严重心血管疾病不能耐受手术的患者。在非手术治疗的基础上积极治疗各种并发症,待患者一般情况好转后再考虑择期手术治疗。作为手术前准备的一部分。

(2)常用的非手术治疗措施:主要包括禁饮食(和)或胃肠减压、纠正水电解质和酸碱平衡紊乱、控制感染、使用消炎利胆及解痉止痛药物、全身支持、对症处理,还可以使用中药、针刺疗法等。在非手术治疗期间,若病情加重或出现胆囊坏疽、穿孔等并发症应及时进行手术治疗。

2.手术治疗

(1)急诊手术适应证:①发病在 48～72 小时以内者;②经非手术治疗无效且

病情加重者;③合并胆囊穿孔、弥漫性腹膜炎、急性梗阻性化脓性胆管炎、急性坏死性胰腺炎等严重并发症者;④其余患者可根据具体情况择期手术。

(2)手术方式。①胆囊切除术:根据病情选择开腹或腹腔镜行胆囊切除术。手术过程中遇到下列情况应同时作胆总管切开探查加 T 管引流术。患者有黄疸史;胆总管内扪及结石或术前B超提示肝总管、胆总管结石;胆总管扩张,直径>1 cm者;胆总管内抽出脓性胆汁或有胆色素沉淀者;患者合并有慢性复发性胰腺炎者。②胆囊造口术:目的是减压和引流胆汁。主要用于年老体弱,合并严重心、肺、肾等内脏器官功能障碍不能耐受手术的患者,或局部炎症水肿、粘连严重导致局部解剖不清者。待病情稳定、局部炎症消退后再根据患者情况决定是否行择期手术治疗。

二、护理评估

(一)术前评估

1.健康史及相关因素

(1)一般情况:患者的年龄、性别、职业、居住地及饮食习惯等。

(2)发病的病因和诱因:腹痛的病因和诱因,腹痛发生的时间,是否与饱餐、进食油腻食物及夜间睡眠改变体位有关。

(3)腹痛的性质:是否为突发性腹痛,疼痛的性质是绞痛、隐痛、阵发性或持续性疼痛,有无放射至右肩背部或右肩胛下等。

(4)既往史:有无胆石症、胆囊炎、胆道蛔虫病史;有无胆道手术史;有无消化性溃疡及类似疼痛发作史;有无用药史、过敏史及腹部手术史。

2.身体评估

(1)全身:患者有无寒战、发热、恶心、呕吐;有无面色苍白等贫血现象;有无黏膜和皮肤黄染等;有无体重减轻;有无意识及神经系统的其他改变等。

(2)局部:腹痛的部位是位于右上腹还是剑突下,有无全腹疼痛;有无压痛、肌紧张及反跳痛;能否触及胆囊及胆囊肿大的程度,Murphy 征是否阳性等。

(3)辅助检查:血常规检查中白细胞计数及中性粒细胞比例是否升高;血清胆红素、转氨酶、AKP 及淀粉酶有无升高;B超是否观察到胆囊增大或结石影;^{99m}Tc-EHIDA 检查胆囊是否显影;心、肺、肾等器官功能有无异常。

3.心理-社会评估

了解患者及其家属在疾病治疗过程中的心理反应与需求,家庭及社会支持情况,心理承受程度及对治疗的期望等,引导患者正确配合疾病的治疗与护理。

(二)术后评估

1.手术中情况

了解手术的方式和手术范围,如是胆囊切除还是胆囊造口术,是开腹还是腹腔镜;术中有无行胆总管探查,术中出血量及输血、补液情况;有无留置引流管及其位置和目的。

2.术后病情

术后生命体征及手术切口愈合情况;T管及其他引流管引流情况,包括引流液的量、颜色、性质等;对老年患者尤其要评估其呼吸及循环功能等状况。

3.心理-社会评估

患者及其家属对术后和术后康复的认知和期望。

三、主要护理诊断(问题)

(1)疼痛:与胆囊结石突然嵌顿、胆汁排空受阻致胆囊强烈收缩或继发胆囊感染、术后伤口疼痛有关。

(2)有体液不足的危险:与恶心、呕吐、不能进食和手术前后需要禁食有关。

(3)潜在并发症:胆囊穿孔、感染等。

四、护理措施

(一)减轻或控制疼痛

根据疼痛的程度,采取非药物或药物方法止痛。

1.卧床休息

协助患者采取舒适体位,指导其有节律的深呼吸,达到放松和减轻疼痛的效果。

2.合理饮食

病情较轻且决定采取非手术治疗的急性胆囊炎患者,指导其清淡饮食,忌食油腻食物;病情严重需急诊手术的患者予以禁食和胃肠减压,以减轻腹胀和腹痛。

3.药物止痛

对诊断明确的剧烈疼痛者,可遵医嘱通过口服、注射等方式给予消炎利胆、解痉或止痛药,以缓解疼痛。

4.控制感染

遵医嘱及时合理应用抗生素。通过控制胆囊炎症,减轻胆囊肿胀和胆囊压力达到减轻疼痛的效果。

(二)维持体液平衡

对于禁食患者,根据医嘱经静脉补充足够的热量、氨基酸、维生素、水、电解质等,以维持水、电解质及酸碱平衡。对能进食、进食量不足者,指导和鼓励其进食高蛋白、高碳水化合物、高维生素和低脂饮食,以保持良好的营养状态。

(三)并发症的预防和护理

1.加强观察

严密观察患者的生命体征变化,了解腹痛的程度、性质、发作的时间、诱因及缓解的相关因素和腹部体征的变化。若腹痛进行性加重,且范围扩大,出现压痛、反跳痛、肌紧张等,同时伴有寒战、高热的症状,提示胆囊穿孔或病情加重。

2.减轻胆囊内压力

遵医嘱应用敏感抗菌药,以有效控制感染,减轻炎性渗出,达到减少胆囊内压力、预防胆囊穿孔的目的。

3.及时处理胆囊穿孔

一旦发生胆囊穿孔,应及时报告医师,并配合做好紧急手术的准备。

五、护理评价

(1)患者腹痛得到缓解,能叙述自我缓解疼痛的方法。

(2)患者在禁食期间得到相应的体液补充。

(3)患者没有发生胆囊穿孔或能及时发现和处理已发生的胆囊穿孔。

(4)疾病愈合良好,无并发症发生。

(5)患者对疾病的心理压力得到及时的调适与干预。依从性较好,并对疾病的治疗和预防有一定的了解。

第一节　泌尿系统损伤

泌尿系统损伤包括肾、输导尿管、膀胱及尿道的损伤,常是胸、腹、腰部或骨盆损伤的合并伤,其中以男性尿道损伤最多见,肾、膀胱损伤次之,输导尿管损伤最少见。

一、肾损伤

肾的实质较脆弱,被膜薄且有张力,受到暴力打击时可发生肾损伤。

(一)病因

1.开放性损伤

因刀刃、枪弹等锐器导致的损伤。

2.闭合性损伤

腰腹部受撞击、跌打、挤压或肋骨、椎骨横突骨折片刺伤肾。

(二)病理和分类

根据损伤程度分四种类型。

1.肾挫伤

肾挫伤最常见,肾实质轻微损伤,有淤血、血肿,肾被膜及肾盂黏膜完整,多能自行愈合。

2.肾部分裂伤

肾实质部分裂伤,伴肾被膜破裂或肾盂肾盏黏膜破裂,肾周围血肿或明显血尿。

3.肾全层裂伤

肾全层裂伤指肾实质、肾被膜、肾盂肾盏全部裂伤,有广泛肾周围血肿以及严重血尿,尿外渗。

4.肾蒂损伤

肾蒂损伤最严重,肾蒂血管裂伤或撕裂致大出血,大多数病例常因来不及救治而死亡。

(三)临床表现

1.失血性休克

严重肾损伤及合并其他脏器损伤时,因创伤和失血发生休克,重则危及生命。

2.血尿

血尿是最常见症状。其严重程度与损伤程度有关,如肾挫伤轻微血尿,肾裂伤大量肉眼血尿。血尿也可与损伤程度不一致,如血块堵塞、输导尿管断裂等原因,血尿则不明显或无血尿。

3.腰腹部疼痛

肾损伤后出现腰部、上腹或全腹痛。肾实质损伤多为钝痛;血块通过输导尿管时为绞痛;血、尿外渗至腹膜,出现全腹痛。

4.腰腹部肿块

腰腹部肿块是由肾周围血肿或尿外渗形成不规则的弥散性肿块。

5.发热

尿外渗易继发感染并形成肾周脓肿,出现全身中毒症状。

(四)辅助检查

1.实验室检查

(1)血常规:红细胞计数减少,血红蛋白与血细胞比容持续降低。

(2)尿常规:镜下见大量红细胞。

2.影像学检查

按照病情程度,有选择性的应用以下检查:B超,了解肾损伤程度;CT,为首选检查,可显示肾实质裂伤、血肿及尿外渗范围。

(五)诊断要点

1.症状与体征

腰腹部或下胸部外伤史,伴随程度不等的血尿、腰腹部疼痛和不规则的腹部肿块即可初步诊断肾损伤。

2.怀疑肾损伤者

依据血尿常规、B超、CT检查结果可明确诊断。

(六)诊疗要点

1.急症处理

肾损伤合并休克者,紧急抢救同时做好术前准备。

2.非手术治疗

绝对卧床休息,严密观察生命体征、血尿变化,及时有效补充血容量,抗生素预防感染,使用止痛、镇静和止血药物等。

3.手术治疗

严重肾裂伤、肾蒂损伤及肾开放性损伤患者,应尽早施行手术。常见手术方式包括肾修补术、肾部分切除术、肾切除术。非手术治疗期间发生以下情况,也须施行手术治疗:①经抗休克治疗生命体征未见改善。②血尿逐渐加重,血红蛋白和红细胞比容继续降低。③腰、腹部肿块明显增大。④腹腔脏器损伤。

(七)护理评估

1.健康史

了解患者受伤时间,暴力强度、性质与作用部位。

2.目前身体状况

(1)局部:肾损伤的表现、程度及分类,有无血尿、尿外渗。

(2)全身:重点评估生命体征和重要脏器功能,有无休克及休克的程度。

(3)辅助检查:血尿常规检查,B超、CT检查,有关手术耐受性检查。

3.心理-社会状况

评估患者是否因对伤情的严重性和手术的危险性产生焦虑、恐惧。评估患者家庭和社会的支持程度,尤其是经济支持能力。

(八)常见的护理诊断/问题

1.疼痛

疼痛与肾实质损伤、血块阻塞输导尿管有关。

2.组织灌注量的改变

组织灌注量的改变与肾实质损伤、肾蒂损伤引起大出血有关。

3.有感染的危险

感染的危险与肾周围血肿、组织坏死、尿外渗和引流无效有关。

4.恐惧/焦虑

恐惧/焦虑与突然受伤、惧怕手术和担心预后不良有关。

5.自理缺陷

自理缺陷与长期卧床有关。

(九)护理目标

(1)患者疼痛减轻。

(2)患者能维持充足的循环血量。

(3)能有效地预防感染的发生,如发生感染能及时发现和控制。

(4)患者恐惧/焦虑程度减轻。

(5)患者卧床期间生活需要得到满足。

(十)护理措施

1.术前护理

(1)严密观察病情变化:主要监测生命体征的变化,每隔 1～2 小时测量 1 次,病情重者,缩短间隔观察时间,发生休克者,积极抗休克治疗。

(2)肾损伤非手术治疗的护理。

休息:绝对卧床休息 2～4 周。早期活动可致再出血。

病情观察:观察并测量腹部肿块大小的变化,肿块渐大,说明有进行性出血;观察血尿颜色,每2～4 小时 1 次,颜色加重,提示出血加重。

维持体液平衡:根据病情,补充血容量,维持足够尿量。

对症治疗:疼痛明显者,镇静止痛,防止躁动加重出血;高热者,物理或药物降温。

(3)心理护理:肾损伤多为突发伤,患者承受严重心理应激,加之对血尿、绞痛的紧张、焦虑和恐惧,护士应详细解释病情及手术的重要性,安慰患者,消除顾虑,取得患者的配合。

(4)术前准备:凡有手术适应证者,做好各项术前准备工作,尽量不搬动患者,以免加重休克或损伤。

2.术后护理

(1)一般护理:术后病情平稳者,取半坐卧位。一般需卧床 2～4 周。术后一般禁食 2～3 天,肛门排气、肠蠕动恢复后开始进食。因术后卧床时间长,协助患者多饮水,勤翻身,鼓励床上功能性锻炼。

(2)预防感染的护理:早期合理应用广谱抗生素,严格无菌护理操作。保持导尿管通畅,避免受压、堵塞或扭曲,病情稳定后及时拔除导尿管。

(3)伤口及引流管护理:切口及时换药,保持敷料干燥清洁。妥善固定引流管,保持通畅,防止滑脱,严密观察引流物的颜色、性质、量以及气味。肾周围放置的引流物,一般于术后 3～4 天拔除;肾造瘘管一般于手术 12 天以后拔出,拔管前先夹管 2～3 天,患者无腰痛、发热等不良反应即可拔管;肾造瘘管长期放置者,应定时更换,第一次换管时间为术后 3～4 周,以后 2～3 周换管 1 次。

(十一)护理评价

(1)患者疼痛是否减轻。

(2)患者是否能维持充足的循环血量。

(3)是否发生感染,或感染发生后是否得到有效控制。

(4)患者恐惧/焦虑程度是否减轻。

(5)患者卧床期间生活需要是否得到满足。

(十二)健康指导

(1)教会长期带管患者自我护理。

(2)非手术治疗患者,绝对卧床休息,防止继发出血。

(3)患者出院后 2～3 个月不宜参加重体力劳动。

(4)一侧肾切除后,注意保护健存肾,尽量不用对肾有害的药物。

二、输导尿管损伤

输导尿管位置深、管径小,周围有丰富的脂肪保护,一般不易损伤。临床上以医源性因素所致的损伤多见,近年来开展的输导尿管镜取石术增加了输导尿管损伤的概率。

(一)病因及分类

1.手术损伤

手术损伤多发生于后腹膜、盆腔手术,多为钳夹、结扎误伤。

2.器械损伤

器械损伤常因输导尿管逆行造影或扩张时插入导管所致。

3.外伤性损伤

外伤性损伤多见于腹部贯通伤,输导尿管挫伤或断裂。

4.放射性损伤

腹腔、盆腔放疗时,输导尿管发生水肿、出血、坏死。

(二)病理生理

输导尿管损伤的病理改变与病因有关。损伤方式不同,病理结果亦不同。切断、断裂、撕裂伤者,发生尿外渗或尿性腹膜炎,感染后可致败血症;挫伤、粘连、钳夹、结扎可致管腔狭窄或堵塞,发生肾、输导尿管积水,不及时解除梗阻会导致肾萎缩、肾衰竭。

(三)临床表现

1.症状

尿外渗时的腹膜炎表现,输导尿管狭窄或梗阻时尿量减少、无尿。

2.体征

腰、腹部压痛或腹膜刺激征,肾区包块。

(四)辅助检查

1.实验室检查

输导尿管挫伤可有镜下血尿,严重者则有肉眼血尿。

2.影像学检查

B超可发现腹膜腔积液和梗阻所致的肾积水。

(五)诊断要点

1.症状与体征

症状与体征有腹膜炎、尿量减少、血尿、无尿或漏尿。

2.怀疑输导尿管损伤者

怀疑输导尿管损伤者依据尿常规、B超检查结果可协助诊断。

(六)诊疗要点

(1)输导尿管挫伤或插管损伤不做特殊治疗。

(2)手术导致的输导尿管损伤,应尽早发现,及时处理。酌情选择输导尿管插管术、双J形输导尿管支架引流、输导尿管吻合修复术、输导尿管膀胱吻合术等。

(3)输导尿管损伤时间长的患者,行肾造瘘术,1～2个月后再行修复。

(七)护理评估

1.健康史

询问是否有腹腔或盆腔的手术史、外伤史,输导尿管肾镜检查、插管史及取石、套石史等。

2.目前身体状况

(1)局部表现:有无尿性腹膜炎,有无血尿、尿量减少,有无腰、腹部压痛及腹膜刺激征。

(2)辅助检查:有无血尿及程度,B超检查结果。

3.心理和社会状况

输导尿管损伤多为医源性损伤,给患者和家属造成的心理伤害较大,术中必须仔细操作,避免误伤,一旦发生,积极处理。

(八)常见的护理诊断/问题

1.腹痛

腹痛与尿外渗、尿性腹膜炎有关。

2.血尿

血尿与输导尿管黏膜损伤有关。

3.潜在并发症

潜在并发症为感染。

(九)护理目标

(1)患者腹痛减轻或消失。

(2)患者尿化验正常。

(3)感染得到预防或控制。

(十)护理措施

(1)鼓励患者多饮水,预防性应用抗生素。

(2)保持引流通畅,双J形输导尿管支架引流的患者,留管7~10天后,经膀胱镜拔除;输导尿管吻合修复术的患者,留置输导尿管支架3~4周;腹腔内放置的引流物,一般于术后3~5天拔除。

(3)诊断不明时,慎用止痛药。

(十一)护理评价

(1)患者腹痛是否减轻或消失。

(2)患者尿化验是否恢复正常。

(3)感染是否得到预防或控制。

(十二)健康指导

(1)教会长期带管患者自我护理。

（2）指导患者定期复查。

（3）说明保留各种引流管的意义及注意事项。

三、膀胱损伤

膀胱充盈时膀胱壁变薄，伸展到下腹部，受到暴力作用时，易发生膀胱损伤。

（一）病因及分类

1.开放性损伤

多为锐器所致，形成各种尿瘘。

2.闭合性损伤

膀胱充盈时受到暴力，如踢伤、击伤和跌伤导致的损伤，骨盆骨折断端也可刺破膀胱；难产时，胎头长久压迫致膀胱壁缺血坏死。

3.手术损伤

膀胱镜、尿道扩张等器械检查可造成膀胱损伤。盆腔、下腹部手术亦可误伤膀胱。

（二）病理及分类

1.膀胱挫伤

膀胱挫伤为损伤达膀胱的黏膜或肌层，出血或形成血肿，有血尿。

2.膀胱破裂

膀胱破裂分为腹膜内型与腹膜外型。腹膜内型是指发生于膀胱后壁、顶部，充盈时受暴力打击致内压剧增，膀胱壁与腹膜同时破裂。腹膜外型是指发生于膀胱的腹膜外部位，多为骨盆骨折的断端刺破，尿外渗可致感染。

（三）临床表现

1.全身表现

骨盆骨折合并大出血，常有休克。

2.局部表现

（1）膀胱挫伤：表现为下腹不适，小量终末血尿，短期内症状可逐渐消失。

（2）膀胱破裂。①腹膜内破裂：弥散性腹膜刺激症状，如全腹压痛、肌紧张、移动性浊音等。②腹膜外破裂：下腹痛，血尿及排尿困难，不排尿，下腹膨胀、压痛及肌紧张。尿外渗和感染引起盆腔蜂窝组织炎时，患者可有全身中毒表现。

（四）辅助检查

1.实验室检查

骨盆骨折合并膀胱损伤时，血红蛋白、红细胞计数急剧下降。

2.其他检查

(1)导尿管试验:如无尿道损伤,导尿管可顺利进入膀胱,若患者不能排尿,而导出尿液为血尿,应进一步了解是否有膀胱破裂。可保留导尿管进行导尿管试验,抽出量比注入量明显减少或明显增多时,表示有膀胱破裂。

(2)膀胱造影:经导尿管注入碘化钠或空气,拍摄膀胱前后位及斜位 X 线片,确定膀胱有无破裂。

(3)膀胱镜检查:对膀胱瘘的诊断有帮助。但当膀胱内有活动性出血或不能容纳液体时,不可采用。

(五)诊断要点

1.临床表现

下腹部外伤、骨盆骨折后,出现腹痛、压痛、肌紧张等征象,除考虑腹内脏器损伤外,也应怀疑膀胱损伤。出现尿外渗、尿性腹膜炎或尿瘘时,诊断基本肯定。

2.辅助检查

导尿管检查及试验、膀胱造影等有助于诊断。合并休克者,积极抗休克。破裂者早用抗生素。

(六)诊疗要点

1.膀胱挫伤

膀胱挫伤无须手术,适当休息、充分饮水、消炎、镇静等,短期内可痊愈。

2.腹膜外破裂

手术探查膀胱,修补缝合,并行耻骨上造瘘。

3.腹膜内破裂

手术修补破裂膀胱,引流膀胱前间隙。

(七)护理评估

1.健康史

评估下腹部外伤史,骨盆骨折史,盆腔、下腹部手术史,膀胱镜、尿道扩张检查史。

2.目前身体状况

(1)全身表现:是否合并骨盆骨折,有无休克。

(2)局部表现:膀胱损伤的病因、病理类型,有无腹膜炎,是否有血尿。

(3)辅助检查:导尿管检查及试验结果,造影结果。

3.心理-社会支持状况

了解患者是否对伤情、手术风险产生恐惧或焦虑,家属的心理状态及对患者的支持程度,对术后的护理配合及有关康复知识的掌握程度。

(八)常见的护理诊断/问题

1.组织灌注量不足

组织灌注量不足与出血、休克有关。

2.血尿

血尿与膀胱损伤黏膜出血有关。

3.排尿异常

排尿异常与膀胱破裂、排尿功能受损有关。

4.有感染的危险

感染的危险与膀胱破裂、尿外渗及尿性腹膜炎有关。

(九)护理目标

(1)休克得到预防或纠正。

(2)患者的血尿减轻,直至消失。

(3)患者的排尿异常得到控制。

(4)感染得到预防或控制。

(十)护理措施

1.全身护理

合并骨盆骨折者,伤后 2 天内,严密观察生命体征,1～2 小时 1 次,发生休克者,积极抗休克治疗。

2.症状护理

(1)膀胱挫伤:休息、消炎、镇静等,短期内可痊愈。

(2)膀胱破裂。①观察腹部表现,判断有无再出血。②做好术前准备,向患者解释手术的重要性。③给予营养丰富易消化的食物,补液,保证抗生素输入,预防感染。④观察术后引流情况,记录 24 小时尿液的颜色、性状、量,每天 2 次擦拭尿道口,导尿管在术后8～10 天拔除,置管时间长者,拔管前夹管1～2 天,以训练膀胱排尿功能。

(十一)护理评价

(1)休克是否得到预防或纠正。

(2)患者的血尿是否减轻或消失。

(3)患者的排尿异常是否得到控制。

(4)感染是否得到预防或控制。

(十二)健康指导

(1)多饮水,每天饮水量2 000～3 000 mL。

(2)解释留置导尿管及其他引流管的意义,指导患者配合护理操作。

(3)解释训练膀胱排尿功能的意义。

四、尿道损伤

尿道损伤在泌尿系统损伤中最常见。几乎全部发生于男性,尤其是壶腹部和膜部。早期处理不当,可致狭窄、尿瘘。

(一)病因

1.开放性损伤

开放性损伤多为锐器所致,形成阴茎、阴囊、会阴的贯通。

2.闭合性损伤

壶腹部损伤多因骑跨式下跌,会阴部撞击硬物所致;膜部损伤常由骨盆骨折断端刺破或撕裂尿生殖膈所致。

(二)病理和分类

1.尿道挫伤

尿道黏膜损伤,出血和水肿。

2.尿道部分断裂

尿道壁部分发生断裂,尿道周围血肿和尿外渗。

3.尿道断裂

尿道全层完全断裂、分离,血肿和尿外渗显著,可发生尿潴留、尿道狭窄。

4.尿外渗

(1)壶腹部损伤:尿液、血液渗入会阴浅筋膜所包绕的会阴袋,会阴、阴茎、阴囊和下腹壁出现肿胀、淤血。

(2)膜部损伤:出血和尿液沿前列腺尖部外渗至耻骨后间隙和膀胱周围,如合并耻骨前列腺韧带撕裂,前列腺向后上方移位。

(三)临床表现

1.休克

合并骨盆骨折时,因损伤、出血而导致休克。

2.尿道流血

壶腹部损伤可见尿道外口流血,膜部损伤仅有少量血液流出,但可有血尿。

3.腹部、会阴部疼痛

壶腹部损伤时会阴部肿胀、疼痛,排尿时加重。膜部损伤时下腹部疼痛,可伴压痛、肌紧张。

4.排尿困难

尿道挫伤、部分断裂,由于疼痛、水肿可发生排尿困难。尿道完全断裂时不能排尿继发尿潴留。

(四)辅助检查

1.试插导尿管

严格无菌条件下试插导尿管,尿道仍然连续者,可顺利进入膀胱,否则插入困难。不可多次试插导尿管,以免加重损伤或导致不必要的感染。

2.X线检查

怀疑骨盆骨折者,行骨盆前后位摄片。

(五)诊断要点

1.临床表现

伤处疼痛、尿道流血、排尿困难、局部血肿、瘀斑及尿外渗,均应考虑尿道损伤。

2.辅助检查

试插导尿管及X线检查有助于进一步明确损伤的部位及程度。

(六)诊疗要点

1.紧急处理

骨盆骨折的患者应平卧,少搬动,合并休克时及时处理。暂不能手术者,可行耻骨上膀胱穿刺,引流尿液。

2.非手术治疗

尿道挫伤、轻度裂伤,排尿困难或不能排尿,试插导尿管成功者,留置导尿管1周,并用抗生素预防感染,采取止血措施。

3.手术治疗

(1)壶腹部断裂治疗:行尿道修补或断端吻合术,术后留置导尿管2~3周。病情严重暂时不可手术者,行耻骨上膀胱穿刺造瘘,3个月后再行尿道修补术。

(2)膜部断裂治疗:若病情允许,骨折稳定,可行尿道会师复位术,留置导尿管 3～4 周;若合并休克,骨折不稳定,暂行耻骨上膀胱穿刺造瘘,3 个月后,施行解除尿道狭窄的手术。

(3)并发症治疗:最常见并发症是尿道狭窄,多见于后尿道,应定期施行尿道扩张术;后期狭窄者,切除瘢痕组织,行尿道端吻合术,严重者行尿道成形术。

(七)护理评估

1.健康史

评估骑跨伤病史,骨盆外伤史,膀胱镜、尿道扩张检查及治疗史。

2.目前身体状况

(1)全身表现:是否合并骨盆骨折,有无休克。

(2)局部表现:尿道损伤的原因,有无尿道流血、会阴部剧烈疼痛以及血肿、尿外渗,有无排尿困难或尿潴留。

(3)辅助检查:试插导尿管是否成功,X 线检查结果。

3.心理-社会状况

评估患者对病情、手术效果是否产生恐惧或焦虑心理,对疾病严重性的认知情况,对术后的护理配合及有关康复知识的掌握程度,了解家庭的支持程度。

(八)常见的护理诊断/问题

1.组织灌注量不足

组织灌注量不足与伤后出血有关。

2.有尿道出血的可能

尿道出血与尿道损伤有关。

3.排尿形态异常

排尿形态异常与尿道断裂、移位、狭窄有关。

4.疼痛

疼痛与损伤、血肿、尿外渗有关。

5.潜在并发症

有感染的危险、尿道狭窄等。

(九)护理目标

(1)患者组织灌注量恢复,休克得到预防或纠正。

(2)患者尿道流血减轻,直至消失。

(3)患者恢复正常排尿或尿液得到引流。

(4)患者的疼痛与不适减轻。

(5)感染得到预防或控制。

(十)护理措施

1.全身护理

合并骨盆骨折者须卧硬板床,减少搬动,积极抗休克。

2.非手术治疗的护理

维持输液,保证抗生素、止血剂输入;加强营养,鼓励患者多饮水;镇静止痛,保证休息。

3.手术护理

(1)切口的护理:保持敷料干燥,渗出多时及时换药,防止大小便污染切口和敷料。

(2)留置导尿管及膀胱造瘘管的护理。①记录 24 小时尿量,观察引流液的颜色与性状。②保持各种引流管通畅,一旦阻塞,可用生理盐水冲洗。③留置导尿管治疗的患者,选择合适时间进行尿道扩张。④耻骨上膀胱穿刺造瘘患者,术后 2 周左右夹管观察,排尿顺利者拔管,瘘口覆盖无菌敷料,5~7 天自行愈合。长期留管者,采取适时夹管、间歇引流方式,训练膀胱功能,防止膀胱肌无力。

(3)预防感染的护理。①观察体温及白细胞变化。②膀胱穿刺造瘘者,每天冲洗膀胱 1~2 次。③观察尿外渗引流物的量、性状、颜色、气味,及时更换敷料。

(4)尿道扩张的护理:选择大小合适的尿道探子,定期扩张,严格无菌,动作轻柔。

(十一)护理评价

(1)患者组织灌注量是否恢复。

(2)患者尿道流血是否减轻,直至消失。

(3)患者是否恢复正常排尿。

(4)患者的疼痛与不适是否减轻。

(5)感染是否得到预防或控制。

(十二)健康指导

(1)解释留置导尿管及膀胱造瘘的意义。

(2)解释尿道扩张的意义,指导患者配合。

(3)指导饮食,鼓励多饮水。

第二节　泌尿系统梗阻

尿路上任何部位发生梗阻都可导致肾积水、肾功能损害,重则肾衰竭。泌尿系统梗阻最基本的病理变化是尿路扩张,从代偿到失代偿,诱发肾积水、尿潴留、肾脏滤过率和浓缩能力受损,最终导致肾功能障碍。

一、前列腺增生症

良性前列腺增生症主要是前列腺组织及上皮增生,简称前列腺增生。是老年男性常见病,50 岁以后发病,随着年龄增长发病率不断升高。

(一)病因

目前病因不十分清楚,研究认为前列腺增生与体内雄激素及雌激素的平衡失调关系密切,睾酮对细胞的分化、生长产生作用,雌激素对前列腺增生亦有一定影响。

(二)病理

前列腺分两组,外为前列腺组,内为尿道腺组。前列腺增生有两类结节,包括由增生的纤维和平滑肌细胞组成的基质型和由增生的腺组织组成的腺泡型。增生的最初部位多在尿道腺组,增生的结节挤压腺体形成外科包膜,是前列腺摘除术的标志。前列腺增生使尿道弯曲、受压、伸长、狭窄,出现尿道梗阻。

(三)临床表现

1.尿频

尿频是最常见的症状,夜间明显,逐渐加重。早期是由膀胱颈部充血引起。晚期是由增生前列腺引起尿道梗阻,膀胱内残余尿增多,膀胱有效容量减少所致。

2.进行性排尿困难

进行性排尿困难是最重要症状,表现为起尿缓慢,排尿费力,射尿无力,尿线细小,尿流滴沥,分段排尿及排尿不尽等。

3.尿潴留、尿失禁

前列腺增生晚期,膀胱残余尿增加,收缩无力,发生尿潴留,当膀胱内压力增高超过尿道阻力后,发生充盈性尿失禁。前列腺增生常因受凉、劳累、饮酒等诱发急性尿潴留。

4.其他表现

常因局部充血、出血发生血尿。合并感染或结石,可有膀胱刺激征症状。

(四)辅助检查

1.尿流动力学检查

尿道梗阻时,最大尿流率小于每秒 15 mL;当尿流率小于每秒 10 mL/秒时,表示梗阻严重。

2.残余尿测定

膀胱残余尿量反映膀胱代偿衰竭的严重程度,不仅是重要的诊断步骤之一,也是决定手术治疗的因素。

3.膀胱镜检查

膀胱镜检查直接观察前列腺各叶增生情况。

4.B 超检查

B 超测定前列腺的大小和结构,测量残余尿量。

(五)诊断要点

1.临床表现

老年男性出现夜尿频、进行性排尿困难表现就应考虑前列腺增生,排尿后直肠指检,可触及增大的腺体,光滑、质韧、中央沟变浅或消失。

2.辅助检查

尿动力学、膀胱镜、B 超等检查有助于确定前列腺增生程度及膀胱功能。

(六)诊疗要点

1.急性尿潴留的治疗

急性尿潴留是前列腺增生常见急症,需紧急治疗。选用肾上腺素受体阻滞剂、留置导尿管或耻骨上膀胱穿刺造瘘术等,解除潴留。

2.药物治疗

药物治疗适用于尿道梗阻较轻,或年老体弱、心肺功能不全等而不能耐受手术的患者。常用药物有特拉唑嗪、哌唑嗪等。

3.手术治疗

前列腺摘除术是理想的根治方法,手术方式有经尿道、经耻骨上、经耻骨后及经会阴四种,目前临床常用前两种。

4.其他治疗

尿道梗阻严重而不宜手术者,冷冻治疗、微波和射频治疗、激光治疗、体外超声、金属耐压气囊扩张术等都能产生一定疗效。

(七)护理评估

1.健康史

评估患者的年龄、诱因,既往病史。

2.目前的身体状况

(1)症状体征:是否有夜尿频、进行性排尿困难的表现,是否合并尿潴留、尿失禁。

(2)辅助检查:尿流动力学、膀胱镜、B超检查结果。

3.心理-社会状况

评估患者对疾病和手术的心理反应及对并发症的认知程度,患者及家属对术后护理配合及有关康复知识的掌握程度。

(八)常见的护理诊断/问题

(1)恐惧/焦虑:与认识不足、角色改变、对手术和预后的担忧有关。

(2)排尿型态异常:与尿道梗阻、残余尿量增多、留置导管等有关。

(3)有感染的危险:与尿路梗阻、导尿管、免疫力低下、伤口引流有关。

(4)潜在并发症:出血。

(九)护理目标

(1)患者的恐惧/焦虑减轻。

(2)患者能够正常排尿。

(3)患者感染危险性下降或未感染。

(4)患者术后未发生出血。

(十)护理措施

1.非手术治疗的护理

(1)饮食护理:为防止尿潴留,不可在短期内大量饮水,忌饮酒、辛辣食物,有尿意勤排尿,适当运动,预防便秘。

(2)观察疗效:药物治疗3个月之后前列腺缩小、排尿功能改善。

(3)适应环境:前列腺增生患者多为老年人,行动不便,对医院环境不熟悉,加之夜尿频,入院后帮助患者适应环境,确保舒适和安全。

2.手术治疗的护理

(1)术前护理。①观察生命体征,测量各项生理指标。②做好重要脏器功能检查,了解患者能否耐受手术。③术前已有造瘘管或留置导尿管的患者,保证引流通畅。

(2)术后护理。

病情观察:观察记录 24 小时出入量,判断血容量有无不足。观察意识状态和生命体征。

体位:平卧 2 天后改为半卧位,固定各种导管的肢体不得随意移动。

饮食与输液:术后 6 小时无不适即可进流质饮食,鼓励多饮水,1～2 天后无腹胀即可恢复饮食,以易消化、营养丰富、富含纤维素的食物为主,必要时静脉补液,但要注意输液速度。

预防感染:早期预防性应用抗生素。保持切口敷料的清洁与干燥。置管引流者常规护理尿道外口。

膀胱冲洗:术后用生理盐水持续冲洗膀胱 3～7 天。保持引流通畅,必要时高压冲洗抽吸血块。根据尿液颜色控制冲洗速度,色深则快、色浅则慢。

不同手术方式的护理。①经尿道切除术(TUR):观察有无 TUR 综合征的发生,即术后几小时内出现恶心、呕吐、烦躁、抽搐、昏迷或严重的脑水肿、肺水肿、心力衰竭等。可能是冲洗液被吸收,血容量剧增,稀释性低钠血症所致,护理时应减慢输液速度,遵医嘱应用利尿剂、脱水剂,对症处理。②开放手术:固定各种引流管,观察记录引流液量、颜色,保持引流通畅。及时拔除引流管,如耻骨后引流管,术后 3～4 天拔除;耻骨上引流管,术后 5～7 天拔除;膀胱造瘘管多在术后 10～14 天排尿通畅后拔除,瘘口无菌堵塞或压迫,防止漏尿,一般 2～3 天愈合。③预防并发症:出血是常见并发症。术后 1 周,患者可逐渐离床活动,禁止灌肠、肛管排气,同时避免腹压增高的诱因。

(十一)护理评价

(1)患者的恐惧/焦虑是否减轻。

(2)患者能否正常排尿。

(3)患者感染未发生或得到及时治疗。

(4)患者术后是否出血,或出血后是否得到有效处理。

(十二)健康指导

(1)讲解手术、术式及手术前后护理的注意事项。

(2)术后 1～2 个月避免剧烈活动,忌烟酒,防感冒。

(3)指导患者学会提肛肌锻炼,以尽快恢复尿道括约肌的功能。

(4)指导患者定期复查尿流率及残余尿量。

二、肾积水

结石、肿瘤、结核等原因导致尿液排出受阻、肾内压力增高、肾盂肾盏扩张、肾实质萎缩、肾功能减退,称为肾积水。成人积水超过 1 000 mL,小儿超过 24 小时的正常尿量,为巨大肾积水。

(一)临床表现

1.腰痛

腰痛是重要症状。慢性梗阻仅为钝痛;急性梗阻出现明显腰痛或肾绞痛。

2.腰部肿块

慢性梗阻形成肾脏肿大,长期梗阻者在腹部可扪及囊性肿块。

3.多尿和无尿

慢性梗阻致肾功损害表现为多尿,而双侧完全梗阻、孤立肾完全梗阻可发生无尿。

4.其他表现

因结石、肿瘤、结核等继发肾积水时,原发病表现掩盖了肾积水征象。肾积水并发感染或肾积脓时,出现全身中毒症状。

(二)辅助检查

1.实验室检查

血尿常规,必要时做尿细菌检查,化验血生化、电解质等了解肾功能情况。

2.影像学检查

(1)B超检查:是鉴别肾积水和腹部肿块的首选方法。

(2)X线造影:排泄性尿路造影可了解肾积水程度和对侧肾功能。

(3)CT、MRI 检查:明确腰部肿块的性质,对确诊肾积水有重要价值。

(三)诊断要点

根据原发病史、典型症状、腰腹部肿块以及 B 超等辅助检查结果可明确诊断,确定原发病对诊断有重要意义。

(四)诊疗要点

1.病因治疗

最理想的治疗是根除肾积水的病因,保留患肾。

2.肾造瘘术

原发病严重或肾积水病因暂不能去除者,先行肾引流术,病情好转或稳定后行去除病因的手术。

3.肾切除术

肾积水后功能丧失或并发肾积脓,对侧肾功能良好者,可切除患肾。

(五)护理评估

1.健康史

评估患者是否有肾结石、肿瘤、结核等原发病史。

2.目前的身体状况

(1)症状体征:原发病基础上是否出现腰痛、腰腹部肿块,是否有肾功能减退表现。

(2)辅助检查:血、尿常规化验,B超、X线等影像学检查结果。

3.心理-社会状况

评估患者对肾积水及治疗的认知程度,对术后康复知识的掌握程度。家人及社会的心理和经济支持程度。

(六)常见的护理诊断/问题

1.排尿型态异常

排尿型态异常与尿路急慢性梗阻有关。

2.有感染的危险

感染与尿路梗阻、免疫低下、肾造瘘引流有关。

3.潜在并发症

潜在并发症为尿漏。

(七)护理目标

(1)患者排尿型态正常。

(2)患者感染危险性下降或未感染。

(3)患者未发生尿漏。

(八)护理措施

1.饮食

多食含纤维较高的食物,多饮水。

2.活动

鼓励患者加强床上活动,定时按序协助患者变换体位。

3.感染的护理

遵医嘱使用抗生素;用0.1%新苯扎氯铵清洗尿道口,每天2次;每天更换引流袋;及时更换浸湿的切口敷料。

4.引流管的护理

妥善固定,引流通畅,观察记录引流量与颜色,冲洗肾盂引流管,每天2次。若无尿漏,肾周围引流物一般术后3～4天拔除;肾盂输导尿管支架引流管一般于术后3周拔除;肾造瘘管在吻合口通畅后拔除。

(九)护理评价

(1)患者排尿型态是否正常。

(2)患者感染是否得到治疗或术后有无感染发生。

(3)患者有无发生尿漏。

(十)健康指导

(1)向患者讲解手术及术后引流的重要性。

(2)指导患者养成良好的排便习惯。

(3)指导患者正确进行摄水、饮食搭配。

三、尿道狭窄

尿道因损伤、炎症使尿道壁形成瘢痕,瘢痕萎缩导致尿道扭曲、狭窄。

(一)病因及分类

1.先天性尿道狭窄

先天性尿道狭窄如尿道外口狭窄,尿道瓣膜狭窄等。

2.炎症性尿道狭窄

炎症性尿道狭窄如淋病性尿道狭窄,留置导尿管引起的尿道狭窄。

3.外伤性尿道狭窄

外伤性尿道狭窄最常见,尿道损伤严重,初期处理不当或不及时所致。

(二)病理生理

其与狭窄的程度、深度及长度有关。淋病性狭窄为多处狭窄,狭窄易继发感染,形成尿道憩室、周围炎、前列腺炎、附睾睾丸炎。尿道梗阻如长期不能解除,导致肾积水。肾功能损害,出现尿毒症。

(三)临床表现

1.排尿异常

最常见的是排尿困难,重者出现尿潴留。

2.继发疾病表现

尿道长期狭窄继发膀胱炎、睾丸附睾炎等,出现膀胱刺激征、血尿症状。

3.并发症表现

由于排尿困难而使腹内压长期增高,并发疝、痔、直肠脱垂等,并出现相应症状。

(四)辅助检查

1.尿道探子检查

尿道探子检查可确定狭窄部位,程度。

2.B超

B超明确尿道狭窄长度、程度及周围瘢痕组织的厚度。

3.膀胱尿道造影

膀胱尿道造影确定尿道狭窄的部位、程度、长度。

(五)诊断要点

根据尿道外伤史、感染史及典型的排尿困难,尿潴留表现,结合尿道探子检查、B超、膀胱尿道造影结果,诊断尿道狭窄一般不难。

(六)诊疗要点

1.尿道扩张术

尿道扩张术是防止和治疗尿道狭窄的有效措施。尿道狭窄的原因不同,扩张时间不同。

2.耻骨上膀胱造瘘术

耻骨上膀胱造瘘术适用于慢性尿潴留或已有肾功能损害的患者。

3.尿道内切开术

尿道内切开术是目前临床治疗的主要术式,术后放置网状合金支架管于狭窄部位扩张,一般放置4～8周,术后不需尿道扩张。

4.开放手术

切除尿道狭窄部及周围瘢痕后,行尿道端端吻合术。

(七)护理评价

1.健康史

儿童尿道狭窄多为先天性,成人有外伤、感染病史者,多为继发性狭窄。

2.目前的身体状况

(1)症状体征:原发病基础上是否出现排尿困难,尿潴留,是否继发感染、结石。

(2)辅助检查:尿道探子检查、B超、膀胱尿道造影的检查结果。

3.心理-社会状况

评估患者对尿道狭窄的严重性及手术治疗的认知程度,对术后康复知识的掌握程度。

(八)常见的护理诊断/问题

1.排尿型态异常

排尿型态异常与尿道狭窄、梗阻有关。

2.有感染的危险

感染与尿道梗阻、免疫力低下、膀胱造瘘引流、手术等有关。

3.潜在并发症

潜在并发症为尿失禁。

(九)护理目标

(1)患者排尿型态正常。

(2)患者感染危险性下降或未感染。

(3)患者未发生尿失禁。

(十)护理措施

1.尿道扩张术的护理

尿道扩张术的护理指导患者定时进行尿道扩张。术后观察尿量及颜色,有无尿道出血。患者疼痛明显者给予止痛处理。

2.尿道内切开术的护理

严密观察血尿转清情况。留置导尿管1个月左右,保持通畅,遵医嘱尿道冲洗,及时拔出导尿管,防止狭窄复发。

3.开放手术的护理

遵医嘱应用抗生素。及时更换切口浸湿的敷料,确保各种引流导管通畅。

4.并发症护理

术后尿失禁常为暂时性,用较细导尿管引流数天后可恢复。如不能恢复,指导患者进行肛门括约肌收缩练习。

(十一)护理评价

(1)患者排尿型态是否正常。

(2)患者是否感染或感染后是否得到控制。

(3)患者是否发生尿失禁。

(十二)健康指导

(1)指导患者定时进行尿道扩张。

(2)讲解尿道扩张的意义及护理配合注意事项。

(3)鼓励患者多饮水。适当运动,进食纤维素高的食物,防止便秘。

第三节　泌尿系统感染

泌尿系统感染一般又称为尿路感染(urinary tract infections,UTI)。泌尿生殖系统感染主要是由病原微生物侵入泌尿、男生殖系统内繁殖而引起的炎症。尿路感染是最常见的感染性疾病之一,目前已是仅次于呼吸道感染的第二大感染性疾病。病原微生物大多为革兰氏阴性杆菌。由于解剖学上的特点,泌尿道与生殖道关系密切,且尿道外口与外界相通,两者易同时引起感染或相互传播。

一、病因

尿路感染的病原微生物主要是细菌,极少数为厌氧菌、真菌、支原体、病毒和滴虫等。诱发感染的因素主要有以下四个方面。

(一)机体防御下降

局部抗感染能力及免疫功能下降都易诱发泌尿系统感染。如糖尿病、营养不良、肿瘤、妊娠及先天性免疫缺陷或长期应用免疫抑制剂治疗等。

(二)尿路结石及梗阻因素

结石、梗阻、感染三者常相互促发,互为因果。如先天性泌尿生殖系异常、结石导致尿液引流不畅,引起尿液滞留,降低尿路及生殖道上皮防御细菌的能力。

(三)医源性因素

如留置导尿管、造瘘管、尿道扩张、前列腺穿刺活检、膀胱镜检查等操作,都可能不同程度损害尿路上皮的完整性,易引入致病菌而诱发或扩散感染。

(四)女性易感因素

由于女性尿道较短,容易招致上行感染,特别是经期、更年期、性交时更易发生。

二、发病机制

正常人的尿道口皮肤和黏膜有一些正常菌群停留。在致病菌未达到一定数量及毒力时,正常菌群对于致病菌起到抑制平衡的作用,而膀胱的排尿活动又可以将细菌冲刷出去,所以正常人对感染具有防御功能。尿路感染主要是尿路病原体和宿主之间相互作用的结果,尿路感染在一定程度上是由细菌的毒力、接种量和宿主的防御机制不完全造成的,这些因素在最终决定细菌定植水平以及尿路损伤的程度也会起到一定作用。

三、感染途径

感染途径主要有四种,最常见为上行感染和血行感染。

(一)上行感染

致病菌经尿道进入膀胱,还可沿输导尿管腔内播散至肾。占尿路感染的 95%,大约 50% 下尿路感染病例会导致上尿路感染。病原菌也可沿男性生殖管道逆行感染引起细菌性前列腺炎、附睾睾丸炎。

(二)血行感染

较为少见,在机体免疫功能低下或某些因素促发下,某些感染病灶如皮肤疖、痈、扁桃体炎、龋齿等细菌直接由血行传播至泌尿生殖系统器官,常见为肾皮质感染。病原菌多为金黄色葡萄球菌、溶血性链球菌等革兰氏阳性菌。

(三)淋巴感染

致病菌从邻近器官的血行感染,较少见,致病菌多为金黄色葡萄球菌。

(四)直接感染

由于邻近器官的感染直接蔓延所致或外来的感染,致病菌经肾区瘘管和异物的感染等。

四、临床表现

临床表现以尿路及受累的器官为基础,重者出现全身感染表现。膀胱刺激征状是最常见的表现。

(一)症状

细菌性膀胱炎。

(二)急性肾盂肾炎

可有高热、寒战等全身症状。甚至双侧腰痛,多呈胀痛。有尿频、尿急、尿痛等膀胱刺激征症状,多伴有急性期患侧肾区压痛、疼痛往往较为明显,可出现肌紧张。为病原菌入侵膀胱后引起,常伴尿道炎症。

(三)慢性肾盂肾炎

临床表现复杂,易反复发作。与急性肾盂肾炎相似,症状相对较轻,有时可表现为无症状性菌尿和脓尿。

五、辅助检查

(一)实验室检查

1.尿常规

包括尿生化检查和尿沉渣检查。尿中白细胞显著增加,出现白细胞管型提示肾盂肾炎。

2.尿培养

临床根据标本采集方式不同而应用不同的"有意义的细菌"计数来表示尿路感染。同时治疗前的中段尿标本培养是诊断尿路感染最可靠的指标。

3.血液检查

上尿路感染多出现白细胞计数和中性粒细胞比值升高。

(二)影像学检查

包括超声、尿路平片、静脉尿路造影、膀胱或尿道造影、CT、放射性核素和磁共振水成像(MRU)等。其中超声检查无创、简单可作为首选,CT有助于确定感染诱因、尿路平片有助于发现结石。影像学检查在慢性尿路感染和久治不愈的患者中有重要意义。

六、诊断要点

泌尿系统非特异性感染需与泌尿系统结核相鉴别,尤其是反复出现尿路感染症状者。另外关于有尿路感染症状时应考虑妇科疾病等。

七、治疗原则

(一)一般治疗

急性治疗期间注意休息、营养,避免性生活。给予饮食指导,多饮水,保持每天尿量在2 000 mL以上,有助于细菌的排出。

(二)抗感染治疗

选用适当抗生素。单纯性尿路感染者应持续使用敏感抗生素至症状消失,尿常规检查恢复正常,尿细菌培养转阴。

(三)对症治疗

使用解热镇痛药缓解高热、疼痛,使用碱性药物如碳酸氢钠降低尿液酸性,缓解膀胱刺激征症状。

(四)纠正基础疾病

需积极纠正引起局部和全身免疫功能下降的疾病,如糖尿病、营养不良等。

(五)去除诱发因素

非单纯性尿路感染需针对合并的危险因素采取相应治疗措施。

八、临床护理

(一)评估要点

1.健康史

了解患者基本情况包括:年龄、职业、生活环境、饮食饮水习惯等。

2.相关因素

了解患者的既往史和家族史,包括每天排尿的次数、尿量,询问尿频、尿急、尿痛的起始时间,有无发热、腰痛等伴随症状,有无导尿管、尿路器械检查等明显诱因,有无泌尿系统畸形、前列腺增生、妇科炎症等相关疾病病史;询问患病以来的治疗经过,药物使用情况,包括的名称、剂量、用法、疗程及其疗效。有无发生不良反应。

3.心理-社会支持状况

本病起病急,易反复发作,伴有尿路刺激征、血尿、乏力等不适的症状,应评估患者有无紧张、焦虑等不良心理反应。

(二)护理诊断/问题

1.排尿异常

排尿异常与尿频、尿急、尿痛有关。

2.体温过高

体温过高与疾病炎症有关。

3.焦虑/恐惧

焦虑/恐惧与患者疾病迁延不愈,担心预后有关。

4.舒适的改变

舒适的改变与疼痛有关。

5.睡眠型态紊乱

睡眠型态紊乱与焦虑/恐惧、疼痛不适、排尿异常等有关。

6.潜在并发症

精索静脉曲张、精索炎、前列腺炎、肾炎等肾脏疾病。

(三)护理目标

(1)患者自述减轻尿频、尿急、尿痛。

(2)患者恢复正常的体温。

(3)患者了解相关疾病知识及预防知识。

(4)患者减轻痛苦、舒适度增加。

(5)患者睡眠情况得到改善。

(6)积极预防潜在并发症发生。

(四)护理措施

1.疼痛护理

向患者解释疼痛的原因、机制,讲解有关疾病发展及预后的相关知识,缓解负面情绪及疼痛压力。遵医嘱使用止痛药物,或进行封闭治疗。合理运用冷、热疗法减轻局部疼痛。分散患者注意力。尽可能满足患者对舒适的需求,如变换体位,减少压迫等。用物放于患者易取用处。

2.发热护理

遵医嘱应用药物进行降温,可用温水擦浴、冰袋降温及乙醇擦浴等。维持水、电解质平衡,必要时静脉补充液体、电解质等。增进舒适,预防并发症,高热时绝对卧床休息,做好基础护理。

3.用药护理

联合用药时,注意药物配伍禁忌。遵医嘱正确选择抗生素,同时指导患者擅自停药。

4.心理护理

关心了解患者感受,给予患者心理上的安慰和支持,针对患者个体情况进行针对性心理护理。鼓励患者积极参与感兴趣的活动,学会自我放松法,保持乐观情绪。同时做好家属的工作,争取家属的支持和配合,鼓励家属及朋友给予患者心理上的支持。

(五)健康教育

1.疾病预防指导

多饮水、勤排尿是预防尿路感染最简便而有效的措施。另外保持规律生活,避免劳累,注意个人卫生,尤其女性在月经期、妊娠期、产褥期。学会正确清洁外阴部的方法。与性生活有关的反复发作者,应注意性生活后立即排尿。

2.疾病知识指导

告知患者疾病的病因、疾病特点和治愈标准,使其理解多饮水、保持个人卫生的重要性,确保其出院后仍能严格遵从。教会患者识别尿路感染的临床表现,一旦发生尽快到医院诊治。

3.用药指导

嘱患者按时、按量、按疗程服药,勿擅自停药并遵医嘱定期随访。

第四节　泌尿系统结石

结石是最常见的泌尿外科疾病之一。男女比例约 3：1,好发于 25～40 岁,复发率高。发病有地区性,我国南方多于北方。近年来,上尿路结石发病率明显提高,下尿路结石日趋减少。

一、肾、输尿管结石

肾和输尿管结石,又称上尿路结石。肾结石多原发,位于肾盂和肾盏。输尿管结石绝大多数来于肾,多为单侧发病。

（一）病因

结石成因不完全清楚,研究认为,脱落细胞和坏死组织形成的核基质与高浓度的尿盐以及尿中抑制晶体形成物质不足是尿结石形成的主要原因。

1.流行病学因素

结石的形成与年龄、性别、职业、饮食成分和结构、摄水量、气候、代谢及遗传等因素有关。

2.全身因素

长期卧床、甲亢患者,摄入过多的动物蛋白,维生素 D 以及维生素 C、维生素 B_6 摄入不足,与结石形成有关。

3.尿液因素

尿量减少、尿液浓缩;尿液中抑制晶体形成物质不足;尿 pH 改变,盐类结晶;尿液中钙、草酸、尿酸物质排出过多。

4.局部因素

尿路狭窄、梗阻、感染及留置导尿管常诱发结石形成。

（二）病因生理

1.直接损伤

结石损伤肾盂、输导尿管黏膜导致出血。

2.梗阻

结石位于输导尿管三个狭窄处致尿路梗阻。

3.感染

梗阻基础上,细菌逆行蔓延导致尿路感染。

4.癌变

肾盂内的结石长期慢性刺激诱发肾癌。

（三）临床表现

该结石主要表现是与活动有关的疼痛和血尿,少数患者长期无症状。

1.疼痛

较大的结石,引起腰腹部钝痛或隐痛,活动后加重;较小的结石,梗阻后出现绞痛,肾绞痛常突然发生,如刀割样,沿输导尿管向下腹部、外阴部和大腿内侧放射,伴有面色苍白、出冷汗、恶心、呕吐、血压下降,呈阵发性发作。输导尿管末端结石引起尿路刺激症状。尿内排出结石,对诊断有重要意义。

2.血尿

血尿常在活动或剧痛后出现镜下血尿或肉眼血尿。

3.脓尿

脓尿并发感染时可有高热、腰痛,易被误诊为肾盂肾炎。

4.其他

梗阻引起肾积水,可触到肿大的肾脏。上尿路完全梗阻可导致无尿,继发肾功能不全。

(四)辅助检查

1.实验室检查

(1)尿常规:可有红细胞、白细胞或结晶。

(2)肾功能、血生化,有条件则化验尿石形成的相关因素。

2.影像学检查

(1)X线检查:95%以上的上尿路结石可在 X 线平片上显影。

(2)排泄性或逆行性尿路造影:排泄性或逆行性尿路造影对于确定结石的部位、有无梗阻及程度、对侧肾功能是否良好、鉴别钙化阴影等都有重要价值。

(3)B超:B超可探及密集光点或光团。

(五)诊断要点

1.临床表现

典型的肾绞痛、血尿,首先考虑上尿路结石,合并肾区压痛、肾肿大,则可能性更大。

2.检查结果

根据尿常规、X线平片可初步诊断,泌尿系统造影可确定结石。

(六)诊疗要点

1.非手术治疗

非手术治疗适用于直径小于 0.6 cm 的光滑圆形结石,无尿路梗阻、感染,肾功能良好者。

(1)充分饮水,根据结石成分调节饮食。

(2)根据结石性质选用影响代谢药物。

(3)酌情选用抗生素,预防或控制尿路感染。

(4)对症治疗:肾绞痛者,单独或联合应用解痉剂,酌情选用阿托品、哌替啶、孕酮等药物。

2.体外冲击波碎石术

体外冲击波碎石术适用于直径小于 2.5 cm 左右的单个结石。有效率达 90％左右。

3.手术治疗

手术治疗对不适于上述治疗者选用。

(1)非开放手术:包括输导尿管镜取石或碎石术、经皮肾镜取石或碎石术、腹腔镜输导尿管取石。

(2)开放手术:包括输导尿管、肾盂、肾窦切开取石和肾部分、全部切除术。

4.中医中药

清热利湿,排石通淋。

(七)护理评估

1.健康史

评估年龄、性别、职业等个人生活史,泌尿系统感染、梗阻或异物病史。

2.目前身体状况

(1)症状体征:是否出现肾绞痛,疼痛性质、压痛部位,有无血尿、膀胱刺激征。

(2)辅助检查:尿常规、X 线平片及造影。

3.心理-社会状况

了解患者和家属对结石的危害、手术、治疗配合、康复知识、并发症的认知程度和心理承受能力。

(八)常见的护理诊断/问题

1.疼痛

疼痛与结石导致的损伤、炎症及平滑肌痉挛有关。

2.血尿

血尿与结石损伤肾及输导尿管黏膜有关。

3.有感染的危险

感染与结石梗阻、尿液潴留有关。

4.知识缺乏

患者缺乏有关病因、预防复发的相关知识。

(九)护理目标

(1)患者的疼痛减轻。

（2）患者恢复正常排尿。

（3）感染得到预防或控制。

（4）患者能说出结石形成的原因、预防结石复发的方法。

（十）护理措施

1.非手术治疗的护理

（1）病情观察：排尿是否有结石排出，观察排出尿液的颜色。

（2）促进排石：鼓励患者多饮水，指导患者适当运动，如跳跃、跑步等。

（3）指导饮食、用药：根据结石成分指导饮食和用药，鼓励多食高纤维的食物，少食高动物蛋白、高脂肪、高糖食物。

（4）肾绞痛的护理：卧床休息，选用恰当的物理疗法，遵医嘱应用止痛药。

2.体外冲击波碎石术护理

（1）术前护理。①心理护理：解释治疗的原理、方法。②术前准备：术前 3 天忌食产气食物，术前 1 天服用缓泻剂，术晨禁饮食，术前排空膀胱。

（2）术后护理。①体位：术后患者无不适，可变换体位，适当活动，促进排石，巨大结石碎石后，采用患侧侧卧位。②指导饮食：术后大量饮水，无药物反应即可进食，硬膜外麻醉者术后 6 小时进食。③疗效护理：术后绞痛者，解痉镇痛；观察记录排石情况，定时拍腹平片了解排石效果。

3.手术取石的护理

（1）术前护理。①心理护理：解释手术相关知识，安慰患者。②术前准备：皮肤准备，女性患者行会阴冲洗，输导尿管结石术前 X 线平片定位，供手术参考。

（2）术后护理。①病情观察：观察和记录尿液颜色、性状、量，术后 12 小时尿中有鲜血且较浓，提示出血严重。②体位：术后 48 小时内，麻醉平稳后取半卧位，以利于呼吸及引流，肾实质切开者，卧床 2 周。③输液与饮食：输液利尿，达到冲洗尿路和改善肾功能的目的；肠蠕动恢复、肛门排气即可进食。④换药及引流管护理：保持伤口敷料的清洁干燥，防止尿液浸湿。观察引流液的颜色、性状与量；正确安置引流袋，防止逆流；严格无菌条件下换管或冲洗；按时更换引流管，导尿管每周更换 1 次。

（十一）护理评价

（1）患者的疼痛是否减轻、消失。

（2）患者能否正常排尿。

（3）感染是否得到预防或控制。

(4)患者是否了解结石形成的原因、预防结石复发的方法。

(十二)健康指导

(1)宣传预防结石的知识。

(2)讲解术后饮水、适当活动、放置引流管的重要性。

(3)熟悉食物理化特性,根据结石成分指导饮食。

(4)熟悉药物特性,正确指导患者用药。

二、膀胱结石

膀胱结石常在膀胱内形成,亦可来自肾脏。发病有地区性,多见于儿童及老年男性。

(一)病因分类

1.原发性结石

原发性结石与气候、饮水、营养不良和长期低蛋白饮食有关。

2.继发性结石

继发性结石与膀胱憩室、异物、出口梗阻有关,亦可从肾、输导尿管移行而来。

(二)病理生理

结石、梗阻、感染三者互为因果关系。与肾结石相同,膀胱结石可直接刺激黏膜引起损伤,亦可阻塞尿道内口引起梗阻和感染,结石长期刺激可诱发癌变。

(三)临床表现

1.症状

典型表现是排尿突然中断,合并耻骨上剧烈疼痛,向阴茎头部、尿道远端放射。小儿常牵拉阴茎或变换体位后,疼痛缓解并继续排尿,伴随出现尿频、尿急和排尿终末疼痛及终末血尿。

2.体征

直肠指检或双合诊可触及较大结石。

(四)辅助检查

1.X 线

X 线可显示绝大多数膀胱内结石。

2.B 超

B 超可探及膀胱内结石声影,确定结石大小、形状、数目。

3.膀胱镜

X线、B超不能确诊时首选。

(五)诊断要点

根据典型病史、症状、体征、双合诊检查、X线及 B 超检查结果,一般确诊不难。膀胱镜不仅可以诊断,还可镜下取石。

(六)诊疗要点

小的膀胱结石可经尿道自行排出。较大结石可行膀胱内碎石术,包括体外冲击波、液电冲击波、超声波碎石及碎石钳碎石、气压弹道碎石。无条件碎石者行膀胱切开取石术。

(七)护理评估

1.健康史

评估是否有上尿路结石病史,饮水、饮食习惯。

2.目前的身体状况

(1)症状体征:是否有排尿突然中断的表现,是否伴随膀胱刺激征、血尿。

(2)辅助检查:X线、B超、膀胱镜检查。

3.心理-社会状况

评估患者和家属对结石、手术的危害及并发症的认知程度和心理承受能力。家庭和社会支持情况。

(八)常见的护理诊断/问题

1.疼痛

疼痛与结石导致的损伤、炎症及括约肌痉挛有关。

2.血尿

血尿与结石损伤膀胱黏膜有关。

3.排尿异常

排尿异常与结石导致梗阻、尿液潴留有关。

(九)护理目标

(1)患者的疼痛减轻。

(2)患者尿液正常。

(3)患者恢复正常排尿。

(十)护理措施

(1)鼓励患者多饮水,观察结石排出情况。

（2）酌情应用抗生素，有效解痉止痛。

（3）经尿道碎石、取石后，观察出血的颜色、性状与量。

（4）耻骨上膀胱切开取石术后，保持切口清洁干燥，按时换药。术后留置导尿管7～10天，保持通畅，一旦堵塞，可用生理盐水冲洗。

（十一）护理评价

（1）患者疼痛是否减轻。

（2）患者尿液是否正常。

（3）患者能否正常排尿。

（十二）健康指导

（1）指导儿童多饮水、多食纤维含量高的食物。

（2）指导前列腺增生症患者尽早治疗。

三、尿道结石

尿道结石多由肾、输导尿管或膀胱结石移行而来，常因阻塞尿道就诊。多发生于1～10岁的儿童，90%为男性。

（一）临床表现

1.症状

排尿时疼痛，前尿道结石疼痛局限在结石停留处，后尿道放射至阴茎头部或会阴部。结石阻塞尿道引起排尿困难，尿线变细、滴沥，甚至急性尿潴留。

2.体征

后尿道结石经直肠指检触及，前尿道结石直接沿尿道体表扪及。

（二）辅助检查

1.尿道探子

尿道探子经尿道探查时可有摩擦音及碰击感。

2.X线

X线可明确结石部位、大小及数目。

3.尿道造影

明确结石与尿道的关系。

（三）诊断要点

根据肾、输导尿管或膀胱结石病史及尿痛和排尿困难典型表现，辅助以尿道探子、X线检查结果，不难确诊。

(四)诊疗要点

1.舟状窝结石

舟状窝结石直接用镊子取出或钳碎后取出,直径较大者,麻醉后切开尿道外口取出。

2.前尿道结石

前尿道结石经尿道直接取出,若失败,可用金属探子将结石推回到尿道壶腹部后行尿道切开取石。

3.后尿道结石

金属探子将结石推回膀胱,再按膀胱结石处理。

(五)护理评估

1.健康史

评估是否有肾、输导尿管、膀胱结石的病史。

2.目前的身体状况

(1)症状体征:是否有尿痛和排尿困难的典型表现,是否合并急性尿潴留。

(2)辅助检查:尿道探子、X线及造影检查结果。

3.心理-社会状况

评估患者和家属对结石、手术的危害、并发症的认知程度。

(六)常见的护理诊断/问题

1.疼痛

疼痛与结石梗阻及尿道括约肌痉挛有关。

2.排尿异常

排尿异常与结石梗阻、尿潴留以及感染有关。

3.潜在并发症

急性尿潴留。

(七)护理目标

(1)患者疼痛减轻。

(2)患者恢复正常排尿。

(3)患者不发生并发症或及时解除症状。

(八)护理措施

(1)尿道取石后,观察尿道出血的颜色、性状与量。

（2）尿道切开取石后，保持切口清洁干燥，按时换药。术后留置导尿管2周左右，防止粘连、狭窄。

（3）术后尿道狭窄者，配合医师进行尿道扩张。

（九）护理评价

（1）患者的疼痛是否减轻或消失。

（2）患者能否正常排尿。

（3）患者有无发生并发症或及时解除症状。

（十）健康指导

（1）及时有效治疗肾、输导尿管、膀胱结石。

（2）指导患者定时复查和治疗。

参考文献

[1] 游桂英,温雅.心血管病内科护理手册[M].成都:四川大学出版社,2021.

[2] 张红芹,石礼梅,解辉,等.临床护理技能与护理研究[M].哈尔滨:黑龙江科学技术出版社,2022.

[3] 张晓霞,于丽丽.外科护理[M].济南:山东人民出版社,2021.

[4] 王玉春,王焕云,吴江,等.临床专科护理与护理管理[M].哈尔滨:黑龙江科学技术出版社,2022.

[5] 关再凤,孙永梅.常见疾病护理技术[M].合肥:中国科学技术大学出版社,2021.

[6] 于翠翠.实用护理学基础与各科护理实践[M].北京:中国纺织出版社,2022.

[7] 袁越,宋春梅,李卫,等.临床常见疾病护理技术与应用[M].青岛:中国海洋大学出版社,2021.

[8] 周红梅.实用临床综合护理[M].汕头:汕头大学出版社,2021.

[9] 王佩佩,王泉,郭士华.护理综合管理与全科护理[M].北京/西安:世界图书出版公司,2022.

[10] 吴雯婷.实用临床护理技术与护理管理[M].北京:中国纺织出版社,2021.

[11] 马英莲,荆云霞,郭蕾,等.临床基础护理与护理管理[M].哈尔滨:黑龙江科学技术出版社,2022.

[12] 奖争艳.外科护理技术[M].上海:同济大学出版社,2021.

[13] 吴宣,朱力,李尊柱.临床用药护理指南[M].北京:中国协和医科大学出版社,2022.

[14] 王岩.护理基础与临床实践[M].北京:化学工业出版社,2021.

[15] 肖芳,程汝梅,黄海霞,等.护理学理论与护理技能[M].哈尔滨:黑龙江科学技术出版社,2022.

[16] 张兰凤.护理院护理技术[M].北京:科学出版社,2021.

[17] 安旭姝,曲晓菊,郑秋华.实用护理理论与实践[M].北京:化学工业出版社,2022.

[18] 刘峥.临床专科疾病护理要点[M].开封:河南大学出版社,2021.

[19] 张晓艳.临床护理技术与实践[M].成都:四川科学技术出版社,2022.

[20] 李雪梅.实用护理学与护理管理[M].哈尔滨:黑龙江科学技术出版社,2021.

[21] 任秀英.临床疾病护理技术与护理精要[M].北京:中国纺织出版社,2022.

[22] 章志霞.现代临床常见疾病护理[M].北京:中国纺织出版社,2021.

[23] 李庆印,张辰.心血管病护理手册[M].北京:人民卫生出版社,2022.

[24] 贾青,王静,李正艳.临床护理技术规范与风险防范[M].北京:化学工业出版社,2021.

[25] 杨青,王国蓉.护理临床推理与决策[M].成都:电子科学技术大学出版社,2022.

[26] 张薇薇.综合护理实践与技术新思维[M].北京:中国纺织出版社,2021.

[27] 王霞,李莹,连伟,等.专科护理临床指引[M].哈尔滨:黑龙江科学技术出版社,2022.

[28] 刘爱杰,张芙蓉,景莉,等.实用常见疾病护理[M].青岛:中国海洋大学出版社,2021.

[29] 孙慧,刘静,王景丽,等.基础护理操作规范[M].哈尔滨:黑龙江科学技术出版社,2022.

[30] 于红,刘英,徐惠丽,等.临床护理技术与专科实践[M].成都:四川科学技术出版社,2021.

[31] 刘畅,齐艳梅.循证护理联合临床护理路径对糖尿病患者血糖控制、住院时间的影响[J].糖尿病新世界,2021,24(16):1-49.

[32] 田晶晶,董玉梅.舒适护理对痛风患者病情及复发率的影响分析[J].医学食疗与健康,2021,191(12):101-102.

[33] 孟颖.对老年高血压患者实施常规护理、优质护理的有效性及价值对比研究[J].中国医药指南,2022,20(1):151-153.

[34] 赵阳.针对性护理干预在痛风患者中的应用[J].中国当代医药,2020,27(9):217-219.

[35] 胡雪,李婧,刘琳,等.优质护理在胆囊炎手术患者围手术期的应用效果[J].中国当代医药,2022,29(14;):190-192.